Viehseuchen-Belehrung

für

Landwirte.

Nebst Anmerkungen und den wissenswerten gesetzlichen Bestimmungen

herausgegeben

von

Heinrich Weiskopf,
k. Kreistierarzt bei der k. b. Regierung von Schwaben und Neuburg.

München 1901.
J. Schweitzer Verlag (Arthur Sellier).

Vorwort.

Veranlassung zur Herausgabe des gegenwärtigen Schriftchens bot der Umstand, daß die amtliche Seuchenbelehrung und die für Landwirte wichtigen seuchengesetzlichen Bestimmungen nur in amtlichen Blättern und einigen Gesetzeskommentaren und Gesetzessammlungen vollständig veröffentlicht sind, weshalb deren Kenntnis bei den Landwirten nicht in dem Grade, wie es erwünscht erscheint, verbreitet ist. Das Schriftchen, bei welchem in einigen Ergänzungen auch der dermalige Stand der Wissenschaft berücksichtigt wurde, soll diese Kenntnis den breitesten Schichten der Landwirte zu deren und der Allgemeinheit Nutzen vermitteln.

Augsburg, im Mai 1901.

Der Herausgeber.

Inhaltsverzeichnis.

I.

Allgemeines.

Der Viehstand bildet bei den Landwirten einen Hauptvermögensteil; die Bekämpfung ansteckender Krankheiten der Haustiere und die Verhinderung ihrer Ausbreitung ist daher von höchster Wichtigkeit, ist sowohl im Interesse des Einzelnen, als des öffentlichen Wohles gelegen.

Um den einschlägigen Behörden zu ermöglichen, im Falle des Auftretens einer Seuche sofort die entsprechenden Maßnahmen vorzukehren, ist vor allem notwendig, daß dieselben von dem etwaigen Ausbruche einer solchen Kenntnis erhalten, und es ist daher den Viehbesitzern gesetzlich die Verpflichtung auferlegt, von dem Ausbruche einer Seuche*) unter ihrem Viehstande und von seuchenverdächtigen Erscheinungen bei demselben sofort Anzeige an die Ortspolizeibehörde zu erstatten.

Die Viehbesitzer haben außerdem, um bei Ausbruch einer Seuche deren Weiterverbreitung zu verhüten, noch andere bestimmte Vorschriften der Seuchengesetze zu befolgen.

Die Unterlassung der Anzeige und Zuwiderhandlung gegen diese Vorschriften ist mit Strafe bedroht, insbesondere aber verlieren die Viehbesitzer bei den meisten derartigen Verfehlungen den bei vielen Viehseuchen zustehenden Anspruch auf Entschädigung aus der Staatskasse für getötete oder gefallene Tiere, wodurch dieselben von oft recht empfindlichem Schaden betroffen werden.

Der in solchen Fällen von den Viehbesitzern erfahrungsgemäß so häufig vorgebrachte Einwand, daß ihnen die Merkmale der Seuche und des Seuchenverdachts oder auch die einschlägigen gesetzlichen Bestimmungen nicht bekannt gewesen seien, vermag, abgesehen von der Strafe, die Entschädigungsversagung nicht zu hindern. Denn das Reichsseuchengesetz fordert, wie dieses auch der k. Verwaltungsgerichtshof in Uebereinstimmung mit dem Reichsgerichte stets ausgesprochen hat, von den Viehbesitzern Vorsicht und Umsicht in Bezug auf den Gesundheitszustand ihrer Haustiere, und die Viehbesitzer haben hienach die Pflicht, bezüglich aller verdächtigen Erscheinungen, welche eine Seuche anzeigen,

*) siehe S. 33.

also insbesondere aller jener Erscheinungen, welche nach der von den k. bayer. Staatsministerien des Innern und der Finanzen unterm 24. März 1881 erlassenen gemeinfaßlichen Belehrung den Seuchenausbruch befürchten lassen, sowie über die einschlägigen gesetzlichen Bestimmungen sich Kenntnis zu verschaffen. (Siehe Sammlung von Entscheidungen des k. Verwaltungsgerichtshofs Band 17 Seite 54 und 55.)

Diese Kenntnis für die Viehbesitzer, dann auch für andere Personen, z. B. Fleischbeschauer ꝛc., welchen ebenfalls solche Verpflichtungen, wie den Viehbesitzern, gesetzlich obliegen, zu erleichtern, ist der Zweck gegenwärtigen Schriftchens, das in Nachfolgendem sowohl die amtliche, als eine ergänzende gemeinfaßliche Belehrung über die Kennzeichen u. s. w. der Viehseuchen bringt, sodann die für die Viehbesitzer besonders wissenswerten reichsgesetzlichen Bestimmungen über Viehseuchen und Entschädigung, einschließlich der Bestimmungen des bayerischen Milzbrandgesetzes in zusammenfassender, übersichtlicher Weise darstellt.

Allem voraus wird hier besonders eindringlich jedem Viehbesitzer in seinem eigensten wohlverstandenen Interesse ans Herz gelegt, wenn er an einem seiner Tiere Krankheitserscheinungen wahrnimmt, welche ihm bedenklich vorkommen, sofort dem Bürgermeister oder Magistrat hievon Anzeige zu machen. Eine überflüssige Anzeige kann dem Viehbesitzer niemals zum Nachteil gereichen, während die Unterlassung einer gebotenen Anzeige demselben nur zu leicht empfindlichen Schaden bringen kann.

II.

Gemeinfaßliche Belehrung über die in § 10 des Reichsgesetzes vom 23. Juni 1880 aufgeführten ansteckenden Krankheiten der Haustiere.

(Gesetz- u. Verordnungsblatt 1881 S. 138.)

I. Milzbrand.

Der Milzbrand ist eine am häufigsten bei Rindern und Schafen, seltener bei Pferden, Ziegen und Schweinen vorkommende, sehr rasch und meist tödlich verlaufende ansteckende Krankheit, welche besonders in den Sommermonaten bei feuchtwarmer Witterung auftritt und in manchen Gegenden einheimisch ist.

Die Kennzeichen des Milzbrandes sind nach den Tiergattungen, und je nachdem der eine oder der andere Körperteil besonders ergriffen ist, sehr verschieden.

Plötzliche Todesfälle unter den Haustieren können den Verdacht der Seuche erwecken, wenn derartige Fälle sich in einem Viehbestande wiederholen, oder an Orten vorkommen, wo der Milzbrand bereits in früheren Jahren aufgetreten ist. Oefters erfolgt der Tod so rasch, daß vorher Krankheitserscheinungen gar nicht wahrgenommen werden (Milzbrandblutschlag); bei weniger raschem Verlaufe zeigen die betroffenen Tiere Aufhören der Freßlust, Versiegen der Milch, Unruhe, Zittern, unsicheren Gang, ungleiche Verteilung und Wechsel der Körperwärme; es tritt dunkle Rötung der sichtbaren Schleimhäute, schnelles und beschwerliches Atmen und bisweilen blutiger Durchfall ein; bei Pferden zeigt sich gewöhnlich Kolik, bei Schafen das Absetzen eines blutigen Urines.

Nicht selten entstehen an verschiedenen Teilen des Körpers ausgebreitete Geschwülste der Haut (Milzbrandrotlauf) oder umschriebene beulenartige Anschwellungen (Karbunkel) in der Haut und in den Schleimhäuten, welche bisweilen brandig verjauchen oder unter Steigerung des Allgemeinleidens plötzlich verschwinden. Die Dauer der meistens tödlich endigenden Krankheit beträgt einige Stunden bis zu mehreren Tagen.

Die Kennzeichen des Milzbrandes treten nach dem Tode deutlicher hervor; an den Kadavern stellt sich schon in einigen Stunden Fäulnis ein; aus den verschiedenen Oeffnungen des Leibes fließt Blut ab und der Bauch wird sehr bald trommelartig aufgetrieben. Bei der Zerlegung des Kadavers zeigt sich allenthalben eine schwarzrote, dickflüssige (teerartige) Beschaffenheit des Blutes und an irgend einem Körperteile unter der Haut oder an einzelnen inneren Organen finden sich sulzige, blutige Ausschwitzungen; die Milz ist meistens vergrößert und erweicht.

Ursachen.

Der Milzbrand entsteht entweder ursprünglich oder durch Ansteckung. Die Ursache der ursprünglichen Entwicklung ist noch nicht näher bekannt, erfahrungsgemäß ist aber festgestellt:

1. daß nur die Pflanzenfresser, namentlich die wiederkauenden ursprünglich erkranken;
2. daß die Schädlichkeit in einer gewissen Bodenbeschaffenheit gegeben ist, und der Milzbrand nur an bestimmten Orten alljährlich oder doch zuweilen, und an anderen Orten niemals vorkommt;
3. daß der Milzbrand als Ortsseuche namentlich in den Flußgebieten und Alpengegenden und überall, wo die Dammerde in mächtigen Schichten gelagert ist, häufig auftritt, und

4. daß die Erkrankungen in den sogenannten Milzbranddistrikten am häufigsten bei dem Weidegang, weniger bei der Stallfütterung vorkommen.

Der ursprünglich entstandene Milzbrand kann sich durch Ansteckung von Tier zu Tier unmittelbar und mittelbar weiter verbreiten.

Der Ansteckungsstoff haftet am Blute und ist deshalb auch in allen Körperteilen, allen Ausleerungen und Abfällen vorhanden; er ist schwer zerstörbar und geht bei dem Austrocknen der tierischen Stoffe an der Luft nicht wie andere Ansteckungsstoffe 2c. zu Grunde.

Frische Milzbrandkadaver sind am ansteckendsten. Mit dem Eintritt der Fäulnis nimmt die Ansteckungsfähigkeit ab, und die gänzlich verfaulten Kadaver sind wenig oder gar nicht mehr ansteckend.

Als eine besondere Eigentümlichkeit des Milzbrand-Ansteckungsstoffes ist aber hervorzuheben, daß er bei dem trockenen Zerfallen der Milzbrandkadaver (in der sogenannten Verwesung), nicht zu Grunde geht, sondern in die umgebende Erde übertritt und jahrelang wirksam bleibt.

Das oberflächliche Eingraben der Milzbrandkadaver ohne reichliche Beschüttung mit Aetzkalk kann deshalb nach Jahren noch Milzbrandausbrüche zur Folge haben.

Die durch verweste Milzbrandkadaver infizierte Erde vermittelt eine Ansteckung, wenn sie als Streu (Erdstreu) in den Ställen benützt wird, ferner bei Tieren, welche auf solchen Verscharrungsplätzen lagern oder weiden.

Alle höher entwickelten Tiere sind für das Milzbrandgift mehr oder weniger empfänglich, am leichtesten werden die landwirtschaftlichen Haustiere, besonders die wiederkauenden, und am seltensten die Hunde angesteckt. Auf den Menschen ist der Milzbrand ebenfalls übertragbar, er nimmt aber bei demselben meist einen milden — örtlichen — Verlauf.

Die Ansteckung erfolgt am häufigsten durch Berührung mit dem Blute; die geringsten Hautverletzungen begünstigen die Ansteckung.

Die Erfahrung hat gelehrt, daß die Ansteckungen mehr von frischen Milzbrandkadavern ausgehen, als von milzbrandkranken Tieren. Von dem Blute sind schon sehr kleine Quantitäten zur Ansteckung genügend, so daß selbst Stechfliegen durch Uebertragung von Blutspuren eine Ansteckung vermitteln können. Futterstoffe, die mit Blut oder sonstigen Abfällen von Milzbrandkadavern beschmutzt sind, können Ansteckung verursachen.

Vorbauung.

Den beiden Entstehungsarten gegenüber gibt es ein doppeltes Vorbauungsverfahren, ein diätetisches, zur Verhütung der Einwirkung des noch unbekannten Milzbrandgiftes auf den Tierkörper und ein veterinärpolizeiliches, zur Verhütung der Weiterverbreitung durch Ansteckung.

Das Verhüten der weiteren freiwilligen Entwickelung des Milzbrandes ist nur durch Aenderung in der Ernährungsweise zu erreichen. Bei Ausbrüchen unter weidenden Herden muß ein Wechsel in der Weide oder ein Aufstallen der Herde stattfinden. Ausbrüche in der Stallfütterung erheischen eine Aenderung in dem Futter; Futterstoffe, bei deren Verwendung sich der Milzbrand entwickelt hat, dürfen nicht weiter verabreicht werden.

Anmerkung. Durch das Verbot der Schlachtung milzbrandkranker Tiere wird einesteils die Verbreitung des Ansteckungsstoffes des Milzbrandes, welcher im Blute, in den Ausleerungen und Abfällen enthalten ist, anderenteils die Uebertragung des Milzbrandes auf den Menschen, bei welchem er meist eine tödliche Erkrankung hervorruft, zu verhindern gesucht. — Der Milzbrand kann durch den Inhalt der Milzbrandbeule, durch Blut, Fleisch, Haare 2c. eines kranken Tieres, durch den Genuß von Fleisch und Milch solcher und durch Einatmung des Ansteckungsstoffes (in Roßhaar-, Pinsel-Fabriken) auf den Menschen übergehen. Erkrankungen dieser Art kommen daher bei Metzgern, Hirten, Schäfern, Abdeckern, Gerbern, Landwirten 2c. manchmal vor. Aeußere Infektionen sind mit Glüheisen, Karbolsäure u. s. w. zu behandeln. — Die Behandlung erkrankter oder verdächtiger Tiere hat zwar in seltenen Fällen Erfolg, kommt aber in Bayern angesichts des Entschädigungsgesetzes in Wegfall, obwohl sie nicht verboten ist. Dagegen ist die Vornahme blutiger Operationen und ohne polizeiliche Erlaubnis die Oeffnung des Kadavers an solchen Tieren nur den approbierten Tierärzten gestattet. — In zweifelhaften Fällen kann die Oeffnung des Kadavers nötig werden. Durch den Nachweis der Milzbrandbacillen im Blute (mikroskopisch) wird jeder Zweifel vollständig behoben.

II. Maul- und Klauenseuche (Aphthenseuche) des Rindviehes, der Schafe, Ziegen und Schweine.

Diese, nur infolge von Ansteckung sich entwickelnde Krankheit gibt sich durch das Auftreten von Blasen und Geschwüren auf der Schleimhaut des Maules und auf der Haut der Krone der Klauen, sowie des Klauenspaltes zu erkennen.

Als Kennzeichen sind zu beachten:

A. Bei Rindern:

Die Freßlust ist verringert, das Wiederkäuen meistens unterbrochen; in der Maulspalte und an den vorderen Lippenrändern zeigen sich leichte Schwellung der höher geröteten Schleimhaut und Anhäufung eines fadenziehenden Schleimes. Bei näherer Untersuchung des Maules finden sich an den Lippen, an der Zunge und am Gaumen größere oder kleinere Blasen, welche in kurzer Zeit aufplatzen und rote, aufgelockerte, von der Oberhaut entblößte wunde Stellen zurücklassen. An den Klauen zeigt sich zuerst vermehrte Wärme, bei Füßen mit heller Haut auch Rötung, große Empfindlichkeit an der Krone und in der Klauenspalte. Die Tiere haben einen gespannten Gang, bewegen sich ungern von der Stelle, liegen viel und stehen mitunter schwer auf. In kurzer Zeit bilden sich Blasen in der Klauenspalte, mehr nach den Ballen zu, welche schneller als die an der Maulschleimhaut platzen und wunde, schmerzhafte Stellen zurücklassen. Bei den Milchkühen zeigen sich die mehrfach erwähnten Bläschen mitunter auch an den Strichen des Euters, wo sie nach dem Platzen sehr schmerzhafte, das Melken erschwerende wunde Stellen zurücklassen.

B. Bei Schafen und Ziegen

sind die Kennzeichen ähnlicher Art, doch tritt hier die Krankheit häufiger an den Füßen als an der Maulschleimhaut auf. Die Bläschen im Maule sind sehr klein und kommen meistens nur am zahnlosen Rande des Oberkiefers zum Ausbruche. An den Klauen zeigt sich erst Geschwulst und Rötung an der Krone und in der Klauenspalte, worauf kleine Bläschen erscheinen, die aufplatzen und wunde Stellen bilden, welche sich später mit Schorfen bedecken.

C. Bei Schweinen

findet sich vorzugsweise die Klauenseuche, sehr viel seltener die Maulseuche vor. Bei der letzteren erscheinen die Bläschen meistens am Rüssel, weniger im Maule selbst. Das Klauenleiden tritt häufig mit solcher Heftigkeit auf, daß die Hornkapseln sich lostrennen und die befallenen Tiere sich nur schwer von der Stelle bewegen können.

Der **Ansteckungsstoff**, welcher bei dieser Krankheit erzeugt wird, ist teils flüchtiger, teils fixer Natur; derselbe findet sich in dem Atem der kranken Tiere und haftet an dem Inhalte der Blasen, am Maulschleime, an dem Blute und an allen Ausleerungen der befallenen Tiere, insbesondere auch in der Milch, am Kot und Harn.

Die **Ansteckung** erfolgt entweder direkt von Tier zu Tier oder durch Zwischenträger (selbst durch Menschen), an denen der Ansteckungsstoff haftet; hauptsächlich sind es die Viehmärkte, die Eisenbahnviehwagen und die Wege, auf denen kranke Tiere getrieben werden, die Stallungen, in denen dieselben gestanden, Dünger, Stroh und Heu, Stallgerätschaften 2c. 2c., welche von dem Ansteckungsstoff verunreinigt werden und als die gefährlichsten Zwischenträger desselben angesehen werden müssen.

In Deutschland und in den westlichen Ländern Europas entwickelt sich die Seuche niemals von selbst; dieselbe wird vielmehr stets aus dem Osten, vorzugsweise durch russische Schweine eingeschleppt, welche, entweder durch große Länderstrecken getrieben, oder auf Eisenbahnen transportiert, die Wege und Transportwagen infizieren, wodurch die Seuche oft in ganz kurzer Zeit über weite Länderstrecken verbreitet wird.

Die Zeit, in welcher die Seuche nach erfolgter Ansteckung zum Ausbruche kommt, beträgt in der Regel 3 bis 6 Tage; auch können die Tiere wiederholt von der Seuche ergriffen werden.

Die Dauer der Krankheit beträgt in der Regel 8 bis 14 Tage, abgesehen von gewissen Nachkrankheiten, wie Geschwürbildungen, Wundliegen 2c. 2c., welche die Genesung der Tiere lange verzögern können, während die ursprüngliche Krankheit in der angegebenen Zeit beendet ist. Abgesehen von Milchkälbern, welche der Seuche in der Regel erliegen, führt letztere selten zum Tode, so daß eigentliche Verluste an größeren und wertvolleren Tieren bei dieser Seuche weniger vorkommen.

Dennoch werden die Landwirtschaft und der Viehhandel durch diese Seuche in hohem Grade geschädigt, und zwar in einer Ausdehnung, wie kaum bei einer anderen Tierseuche. Die Verluste an Arbeitskraft, an Fleisch und Milch u. s. w. sind unberechenbar und machen diese Seuche in hohem Grade gefährlich, weshalb bei den jetzigen Viehverkehrsverhältnissen energische Schutzmaßregeln gegen dieselbe zur äußersten Notwendigkeit geworden sind. Auch ist diese Seuche für die öffentliche Gesundheitspflege dadurch von Bedeutung, daß die Milch, in rohem Zustande genossen, eine ähnliche Krankheit bei Menschen, besonders bei kleinen Kindern, erzeugt, indem nach dem Genusse solcher Milch nicht selten ein ähnlicher Bläschenausschlag im Munde beobachtet worden ist. Es darf deshalb die Milch niemals im rohen Zustande zum Genusse für Menschen verwendet werden. Ferner erzeugt der Genuß der Milch, besonders bei jungen Tieren, häufig Entzündung der Magen- und Darmschleimhaut und durchfällige Ausleerungen, an denen die Tiere meistens zu Grunde gehen, weshalb auch in dieser Beziehung die äußerste Vorsicht bei der Verwendung solcher Milch für jüngere Tiere zu empfehlen ist.

Anmerkung. Der Inhalt der linsen- bis walnußgroßen Blasen, welche auch in der Umgebung des Maules vorkommen, ist anfangs wasserklar bis bernsteingelb, später trübe und enthält den Erreger der Maul- und Klauenseuche. Der letztere ist belebter Natur, viel kleiner als alle seither bekannten kleinsten Lebewesen, kreist im Anfange des Fiebers im Blute und verliert unter dem Einflusse höherer Temperatur, durch Belichtung, durch Austrocknung und durch die Einwirkung der Desinfektionsmittel seine Ansteckungsfähigkeit leicht und in kurzer Zeit. — Weil die Krankheit bei Schweinen nicht selten lediglich die Klauen befällt und diese aus verschiedenen Gründen weniger einer näheren Untersuchung gewürdigt werden, besteht oft die irrige Annahme, daß die Schweine in verseuchten Gehöften verschont geblieben seien.

In manchen Jahrgängen tritt die Seuche in bösartiger Form auf und es pflegt dann bei den erkrankten Tieren unter den Erscheinungen plötzlicher Herzlähmung der Tod rasch einzutreten.

Spezifische Heilmittel gegen die Krankheit sind nicht bekannt. Es werden und wurden zwar ungemein zahlreiche Heil- und Geheimmittel gegen die Seuche angepriesen, aber es stellte sich in allen Fällen deren völlige Unbrauchbarkeit heraus. Wie die Erfahrung lehrt, verhindern entsprechende Fütterungs- und allgemeine Maßnahmen in Bezug auf Gesundheitspflege die Nachkrankheiten am besten oder lassen sie wenigstens leichter verlaufen. — Durch die Schutzimpfung soll eine allgemeine Seuchentilgung herbeigeführt werden.

III. Die Lungenseuche.

Die Lungenseuche ist eine dem Rinde eigentümliche, langsam verlaufende, ansteckende Entzündung der Lungen, welche gewöhnlich seuchenartig auftritt und in Ställen, in welche sie eingedrungen ist, bedeutende Verluste an Vieh verursacht.

Die Krankheit beginnt unmerklich; erst nach einiger Zeit stellt sich ein kurzer trockener Husten ein, der später häufiger, dumpf, heiser und schmerzhaft wird. Dazu gesellt sich ein beschleunigtes und angestrengtes Atmen, Verminderung der Freßlust und der Milchabsonderung.

Diese Erscheinungen zusammen sind an und für sich genügend, den Verdacht der Lungenseuche zu erregen, besonders wenn sie bei neu eingestellten Rindern oder einige Zeit nach dem Einstellen solcher, bei Rindern des alten Bestandes beobachtet werden.

Nach kürzerer oder längerer Zeit gesellen sich fieberhafte Erscheinungen hinzu; der Puls wird beschleunigt, das Flotzmaul trocken, Freßlust und Wiederkauen hören auf, die Atmungsbeschwerde nimmt zu; die Brustwand wird gegen Druck empfindlich; die Tiere stehen mit vorgestrecktem Kopfe, aufgesperrten Nasenflügeln, weit auseinandergesetzten Vorderfüßen, und legen sich entweder gar nicht oder nur auf kurze Zeit mit untergeschlagenen oder nach vorne gestreckten Füßen; sie stöhnen und ächzen beim Atmen und werfen beim Husten bisweilen zähe Schleimmassen aus. Bei hochträchtigen Kühen tritt gewöhnlich Verwerfen ein.

Bei den an der Lungenseuche gefallenen oder wegen dieser Krankheit geschlachteten Rindern finden sich stets die unzweifelhaften Kennzeichen in der Brusthöhle. Meistens ist nur eine Lunge erkrankt; diese aber nach ihrer äußeren Erscheinung sehr groß, hart und schwer; beim Einschneiden zeigt sich dieselbe fest, speckartig und sieht die Schnittfläche aus wie marmoriert. Außerdem enthält die Brusthöhle gewöhnlich noch gelbliches Wasser und eine käseartige Masse, welche öfters fingerdick auf der kranken Lungenhälfte und auf der inneren Auskleidung der Brusthöhle aufgelagert ist.

Die Krankheit schreitet nicht bei allen Tieren bis zu der geschilderten vollen Ausbildung fort, sondern kann schon nach den ersten Anfängen oder noch ehe die Tiere äußerlich erkennbar erkrankt sind, in Genesung übergehen. Die Lungenseuche ist nicht immer gleichmäßig bösartig; während im allgemeinen etwa 40 Prozent der Kranken verloren gehen, kann unter Umständen der Verlust unter 20 Prozent sinken, ein andermal aber auch über 50 Prozent steigen.

Hiernach gestaltet sich der Verlauf der Seuche unter einer ergriffenen Herde oder in einer größeren Stallung in der Regel so, daß ein Teil schwer, ein Teil nur leicht und ein dritter scheinbar gar nicht erkrankt; Jahreszeit, Witterung, Körperkonstitution und Ernährungsverhältnisse sind hierauf von wesentlichem Einflusse; guter Nährzustand und mastige nasse Fütterung fördern die Krankheit, während frische Stallluft, Weidegang bei günstiger Witterung und insbesondere trockene Heufütterung einen guten Verlauf begünstigen.

Die Dauer der Krankheit bis zu dem Ausgange in Genesung oder in den Tod schwankt bei den einzelnen Tieren zwischen fünf und zwölf Wochen.

Als einzige zuverlässige Entstehungsursache der Lungenseuche ist nur die Ansteckung bekannt, die zunächst von den kranken Tieren ausgeht und hauptsächlich durch die von denselben ausgeatmete Luft, aber unter Umständen auch durch Blut, Fleisch, Häute, Mist von erkrankten Tieren und selbst durch menschliche Kleider u. s. w. vermittelt werden kann. Der Ansteckungsstoff ist nur auf Rinder übertragbar und haftet hauptsächlich in dem Entzündungsprodukte der Lungen; er tritt mit den ersten Spuren der Krankheit und selbst bei scheinbar noch gesunden Rindern auf und ist noch nach der Genesung längere oder kürzere Zeit vorhanden; nach schweren Erkrankungen können die durchgeseuchten Rinder erfahrungsgemäß noch mehrere Monate nach überstandener Krankheit anstecken.

Rinder, welche die Lungenseuche überstanden haben, sind für ihre ganze übrige Lebensdauer vor einer abermaligen Erkrankung geschützt; hierauf beruht der schützende Wert der Impfung, durch welche beabsichtigt wird, den an und für sich gefährlichen Krankheitsprozeß anstatt in den Lungen an einem weniger edlen Körperteile, in der Regel an dem Schweife, zur Entwicklung zu bringen, indem man glaubt, daß Tiere, welche den Ansteckungsstoff durch die Impfung in ihren Körper aufgenommen und in dieser milderen Form überwunden haben, in derselben Weise vor einer abermaligen Erkrankung geschützt seien, als ob sie die Lungenseuche in ihrem natürlichen Verlaufe überstanden hätten. Ueber den Wert der Impfung sind die Ansichten der Sachverständigen noch immer geteilt; frühzeitig angewandt, hat sie vielfach zur Abkürzung der Seuche und zur Verminderung der Verluste beigetragen. Nach stattgehabter Aufnahme des natürlichen Ansteckungsstoffes ist die Impfung gewöhnlich ohne Erfolg. Die Wirkung der Impfung pflegt sich gewöhnlich in der dritten oder vierten Woche an der Impfstelle zu zeigen. Eine Uebertragung der Lungenseuche durch geimpftes (nicht bereits erkranktes) Vieh ist noch nicht beobachtet worden.

Bei der Lungenseuche kommt der Ansteckungsstoff aus den kranken Lungen beim Ausatmen und geht in die gesunden Lungen anderer Tiere beim Einatmen; so vollzieht sich die Ansteckung in der Regel unmittelbar bei den in der Nähe kranker oder genesener Rinder stehenden Viehstücken, besonders in Ställen. Eine mittelbare Ansteckung ist bei der Lungenseuche sehr selten; kalte Kadaverteile und Abfälle stecken selbst durch Berührung nicht an; nur die Haut kann an der behaarten Fläche Ansteckuugsstoff aufgenommen haben und dann unter Umständen eine Ansteckung vermitteln, wie andere giftfangende Sachen. Mit den Kleidern wird der Ansteckungsstoff nur in die Nähe von einem Stalle zum andern verschleppt.

Je mehr die zum Einatmen gelangende Luft mit Ansteckungsstoff erfüllt ist, desto sicherer und schneller erfolgt die Ansteckung; atmen z. B. mehrere schwerkranke Rinder in einem kleinen Stallraume, so kann die Ansteckung in wenigen Minuten erfolgen; befindet sich dagegen nur ein Individuum mit beginnender oder schon länger überstandener Lungenseuche in einem geräumigen Stalle mit guter Ventilation, so können Monate vergehen, ehe gesunde Tiere in einem solchen Stalle angesteckt werden. Hieraus wird es erklärlich, daß die Lungenseuche zuweilen erst mehrere Monate nach der Einstellung eines aus einem Seuchenstalle stammenden Rindes zum offenbaren Ausbruch kommt. Unter einer Herde auf der Weide erfolgt die Ansteckung nicht so schnell und so sicher als im Stalle; die Lungenseuche kann deshalb unter einer Gemeindeherde, die sich abends bei der Rückkehr von der Weide in viele einzelne Ställe der Besitzer verteilt, einige Jahre herrschen, ehe sie in allen einzelnen Stallungen aufgetreten ist. Keine Seuche vereinigt alle Eigenschaften, sich auf dem Wege des Handelsverkehrs zu verbreiten, in bisher seuchenfreie Gegenden und Orte sich einzuschleichen, in dem Maße in sich, als die Lungenseuche.

Die Verbreitung durch den Handel vollzieht sich unter verschiedenen Verhältnissen. Das Vieh geht entweder ohne Ansteckungsstoff aus dem Stalle des Verkäufers, es wird erst auf dem Transporte in Gastställen, auf Viehmärkten u. s. w. angesteckt; oder es nimmt den Ansteckungsstoff schon aus dem Stalle des Verkäufers mit, es ist entweder frisch angesteckt oder befindet sich im ersten nach außen nicht kenntlichen Stadium der Lungenseuche, oder es ist bereits durchgeseucht und erscheint in allen diesen Fällen gesund und unverdächtig. Sichtbar erkrankte Rinder kommen gewöhnlich nicht in den Handel. Es ist erwähnt worden, daß die Lungenseuche nur durch Ansteckung entsteht; daraus folgt, daß sie auf polizeilichem Wege durch rechtzeitige und nachhaltige Anwendung sachgemäßer Maßregeln getilgt und verhütet werden kann.

Anmerkung. In Bayern wurde bis jetzt von der polizeilichen Anordnung der Impfung gegen die Lungenseuche kein Gebrauch gemacht (§ 45 Abs. 2 des Reichs-Viehseuchen-Gesetzes), da dieselbe den Erwartungen nicht entsprochen hat, noch kein zuverlässiges Schutzmittel gegen die Lungenseuche abgibt und auch nicht ungefährlich ist. Hoffentlich wird es der Wissenschaft noch gelingen, einen wirksamen Impfstoff zu finden!

IV. Rotz (Wurm).

Die Rotzkrankheit ist nur dem Pferdegeschlechte eigentümlich, entsteht stets durch Ansteckung, ist als unheilbar anzusehen und tritt unter verschiedenen Formen auf, nach denen auch die Krankheitszeichen und deren Aufeinanderfolge verschieden sind.

Man unterscheidet vorzugsweise zwei Hauptformen: den sogenannten Nasenrotz, einfach mit dem Namen „Rotz" bezeichnet, und den Hautrotz, unter der Benennung „Wurm" bekannt. Beide Formen der Krankheit kommen nicht selten bei einem und demselben Tiere vor.

A. Kennzeichen des Nasenrotzes.

1. Ein anfangs dünner, schleimiger, grünlichgelb oder grau gefärbter Nasenausfluß, welcher später klebrig, dick, klümperig und mißfärbig wird, an den Nasenrändern festklebt und trockene Krusten an denselben bildet. Der Nasenausfluß ist in der Regel einseitig, kann aber auch an beiden Nasenlöchern vorkommen.

2. Knotenartige höckerige Geschwülste im Kehlgange von der Größe einer Haselnuß bis zu jener eines Hühnereies und darüber, welche hart, unschmerzhaft, wenig beweglich sind und an jener Seite liegen, an welcher der Nasenausfluß zugegen ist.

3. Das Auftreten kleiner harter Knötchen auf der Schleimhaut der Nasenhöhle, besonders auf jener der Scheidewand, aus welchen sich runde, anfangs flache Geschwürchen entwickeln, die sich bald vertiefen und dann einen aufgeworfenen zackigen Rand und einen schmutzig graugelben Grund zeigen; diese Geschwürchen gehen hin und wieder ineinander über und bilden dann größere unregelmäßige buchtige Geschwüre.

B. Kennzeichen des Hautrotzes (Wurm).

1. Beulen unter der Haut. An verschiedenen Körperstellen treten kleine, runde, schmerzlose, hasel- bis wallnußgroße Beulen auf, welche bald die Haut durchbrechen und Geschwüre mit verdickten, aufgeworfenen Rändern und unreinem (speckigem) Grunde bilden, die sich vergrößern und eine zähe, mißfärbige, die Haare verklebende Flüssigkeit absondern. Zwischen den Beulen und Geschwüren entwickeln sich bisweilen strangartige Anschwellungen, häufig auch höckerige Geschwülste der Drüsen an der Brust und in der Leistengegend.

2. In manchen Fällen stellt sich an einem oder dem anderen Beine, besonders an den Hintergliedmassen, eine ausgebreitete harte

Anschwellung ein, an der sich beulenartige oder knotige Geschwülstchen bilden, aus welchen später Wurmgeschwüre hervorgehen. Häufig ist der Schlauch mit angeschwollen.

Zu diesen Kennzeichen der Rotzkrankheit, sei es in der einen oder der anderen Form, gesellen sich in vorgerücktem Stadium noch allgemeine krankhafte Zustände, als: Abmagerung, Kurzatmigkeit, ein abgebrochener matter Husten; die Tiere erlangen ein übles Aussehen, das Haar wird matt und glanzlos, an den Gliedmaßen, der Unterbrust und dem Bauche bilden sich teigige Anschwellungen und die Tiere gehen schließlich an Abzehrung und Erschöpfung zu Grunde.

Wenn schon einzelne der beschriebenen Krankheitszeichen ein Pferd verdächtig erscheinen lassen, so wird dieser Verdacht durch das gleichzeitige Auftreten zweier oder mehrerer Erscheinungen wesentlich gesteigert und durch das Hinzutreten der allgemeinen Krankheitserscheinungen noch bedeutend erhöht. Wenn beispielsweise einseitiger Nasenausfluß, oder harte, einseitig festsitzende Drüsenanschwellung im Kehlgange, oder Beulen unter der Haut einzeln auftreten, so muß ein Pferd als verdächtig erscheinen. Finden sich aber mehrere dieser Kennzeichen bei einem Pferde gleichzeitig vor, so ist dasselbe schon im hohen Grade rotzverdächtig, während beim gleichzeitigen Auftreten der allgemeinen Krankheitszustände die Rotzkrankheit als zweifellos vorhanden angenommen werden muß.

Wenn wirkliche Rotzgeschwüre auf der Nasenscheidewand oder auf der Haut sich zeigen, so ist das Pferd rotzkrank, wenn auch alle anderen Erscheinungen fehlen sollten.

Die Rotzkrankheit entsteht nur durch A n s t e c k u n g.

Der A n s t e c k u n g s s t o f f, das Rotzgift, ist teils flüchtiger, mehr aber fixer Natur, von sehr großer Wirksamkeit, d. h. Ansteckungsfähigkeit, welche schon in den ersten Anfängen der Krankheit beginnt und sich bei längerer Dauer immer mehr und mehr steigert. Das Rotzgift findet sich vorzugsweise im Nasenausfluß, in der Absonderung der Geschwüre, in der Lungen- und Hautausdünstung vor, ist sehr zähe, kann sich lange Zeit wirksam erhalten und ist schwer zu zerstören. Die A n s t e c k u n g erfolgt entweder direkt von Tier zu Tier oder durch Zwischenträger, deren es eine große Zahl gibt. Vorzugsweise sind es Stallungen, in denen rotzkranke Pferde gestanden haben, dann sämtliche Stallutensilien, Krippen, Raufen, Tränkeimer, Putzzeuge, Pferdegeschirre, Decken, Wagendeichseln u. s. w., welche das Gift aufnehmen und übertragen können, weshalb bei jedem Auftreten der Rotzkrankheit diese Gegenstände einer gründlichen Reinigung (Desinfektion) unterworfen werden müssen. Ebenso ist die schleunige Tötung der wirklich rotzkranken Tiere und die Absonderung der krankheitsverdächtigen Tiere von den noch anscheinend gesunden Pferden, sowie eine sorgfältige Beobachtung der letzteren dringend geboten.

Die Z e i t, in welcher nach der Aufnahme des Rotzgiftes die Rotzkrankheit zum Ausbruch kommen kann, ist äußerst verschieden und hängt vorzugsweise von der Empfänglichkeit der angesteckten Tiere, von der Menge des aufgenommenen Ansteckungsstoffes und von dessen größerer oder geringerer Wirksamkeit ab. Die Krankheit kann indessen sehr lange unsichtbar bleiben, während sie innerlich schon vollkommen ausgebildet ist, und den Ansteckungsstoff überall hin verbreiten kann, wie dieses bei dem sog. Lungenrotz, welche Form sich nur aus den angegebenen allgemeinen Krankheitserscheinungen vermuten, oft aber gar nicht erkennen läßt, immer der Fall ist.

Man kann annehmen, daß nach erfolgter Ansteckung die Krankheit in den ersten 8 Tagen fast niemals, in den ersten 14 Tagen höchst selten, in der Regel aber zwischen der vollendeten 3. Woche bis zur vollendeten 12. Woche zum Ausbruch kommt, doch kann der sichtliche Ausbruch weit später, selbst noch nach einem halben Jahre erfolgen, welche Fälle jedoch selten und nur als Ausnahmen vorkommen.

Der Verlauf ist meistens ein langsamer (chronischer); hin und wieder tritt die Krankheit auch rasch verlaufend (akut) auf, jedoch nur in seltenen Fällen.

Die Dauer der Seuche ist sehr verschieden; dieselbe umfaßt selten nur einige Wochen, meistens mehrere Monate und geht selbst über ein Jahr hinaus. Dadurch und durch deren oft unscheinbaren Anfang, welcher selbst dem geübten Auge lange Zeit verborgen bleiben kann, wird die Krankheit höchst gefährlich, da die Ansteckungsgefahr vom ersten Augenblicke an besteht und sich mit der Zeit immer vergrößert, so daß ein rotzkrankes Pferd, bevor die Krankheit bei demselben erkennbar wird, eine große Menge Tiere anstecken und unsäglichen Schaden herbeiführen kann.

Anmerkung. Die rotzkranken Pferde erscheinen meist munter und zeigen Freßlust. — Ausgebildeter Nasenrotz ist leicht zu erkennen. — Das Auftreten von Nasenbluten bei Pferden — in kürzeren oder längeren Zwischenräumen — ist meist ein verdächtiges Krankheitszeichen; desgleichen eine länger bestehende Anschwellung einer Hintergliedmaße mit Lahmgehen oder fortgesetztes Thränen eines Auges mit geringer Drüsenanschwellung. — Volle Gewißheit über das Vorhandensein des Rotzes gibt in manchen Fällen lediglich die Sektion, bei welcher sich die hauptsächlichsten krankhaften Veränderungen in den Lungen und in den Bronchialdrüsen vorfinden. — Die Impfung rotzverdächtiger Pferde mit Mallein bietet meist ein recht zuverlässiges und vollständig ungefährliches Hilfsmittel zur Sicherung der Annahme des wahrscheinlichen Vorhandenseins der Rotzkrankheit, hat sonach für Feststellung des Rotzes erheblichen Wert. — Bei Eseln, Mauleseln und Maultieren nimmt der Rotz gewöhnlich einen sehr raschen Verlauf.

V. Die Pockenseuche der Schafe.

Die Pockenseuche der Schafe entsteht nur durch Ansteckung und kennzeichnet sich als eine fieberhafte Ausschlagskrankheit. Als erste Erscheinungen der Seuche sind etwa 6 bis 10 Tage nach stattgehabter Ansteckung an den einzelnen Schafen Mattigkeit, Unlust, mangelhafte Futteraufnahme, Rötung der Augen und steifer Gang zu beobachten. Hiezu kommt ein oder zwei Tage später das Auftreten von kleinen, flohstichähnlichen roten Flecken auf der Haut, namentlich am Kopfe, an der inneren Seite der Vorder- und Hinterschenkel, an der Brust und am Bauche. In den nächstfolgenden Tagen entwickeln sich aus diesen kleinen Flecken harte, meistens flache Knötchen (Pocken) von Erbsen- bis Bohnengröße, auf denen sich zuweilen kleine Bläschen mit flüssigem Inhalte bilden. Die Haut ist an den erkrankten Körperteilen, besonders im Gesicht und an den Augen, geschwollen. Oft lahmen die Tiere mit denjenigen Gliedmaßen, an welchen die Pocken zum Ausbruch kommen. Daneben besteht stärkere Thränenabsonderung, Schleimfluß aus der Nase, Traurigkeit, Hängenlassen des Kopfes, Verringerung des Appetits und des Wiederkauens, Beschleunigung des Atmens und des Herzschlages.

Nachdem die Knötchen und Bläschen in der Haut drei bis vier Tage bestanden haben, wird ihr Inhalt eiterig. Auf der Mitte bildet sich eine Einsenkung und auf der Oberfläche entsteht demnächst ein schwarzbrauner Schorf, der in 8 bis 14 Tagen mit Zurücklassung einer Narbe abheilt.

Mit der Eintrocknung der Pocken verringern sich die krankhaften Erscheinungen bei den Schafen nach und nach und die Seuche führt bei der Mehrzahl der Tiere zur Genesung nach einer Krankheitsdauer von ungefähr drei Wochen.

Bei vielen Schafen erfolgt eine sehr reichliche Pockenentwicklung und mit derselben eine stärkere Entzündung der Haut. Die an manchen Stellen dicht nebeneinander entstehenden Knötchen vereinigen sich zu flachen, höckerigen Geschwülsten, die sich im weiteren Verlaufe nicht selten zu größeren Geschwürsflächen umgestalten. Hiemit ist eine hochgradige Störung des Allgemeinbefindens verbunden, die sich besonders durch allmählich zunehmende Abmagerung, anhaltendes Liegen, Verminderung der Freßlust und Ausfluß einer dicken, zähen Schleimmasse aus Augen und Nase ausspricht. Unter diesem Krankheitsbilde geht ein Teil der hochgradig erkrankten Schafe zu Grunde.

Bei kalter und regnerischer Witterung, besonders aber, wenn eine Schafherde, in welcher sich viele an reichlichem Pockenausschlage leidende Tiere befinden, in niedrige und schlecht eingerichtete Stallungen gesperrt wird, nimmt die Seuche nicht selten einen ungünstigen Verlauf. Es treten bei einer größeren Zahl von Tieren an verschiedenen Körperteilen brandige Zerstörungen der Haut ein und es entwickelt sich ein bösartiges Fieber, dem die Tiere fast in allen Fällen erliegen.

Die Pockenseuche ist immer als eine bedeutende Krankheit zu betrachten, die sich selbst überlassen, schon bei günstigem Verlaufe einen direkten Verlust von 10 bis 20 Prozent der erkrankten Herde mit sich bringt. Unter ungünstigen Wirtschafts- und Witterungsverhältnissen und bei einem heftigen Seuchencharakter kann der dritte Teil der Herde und selbst eine noch größere Anzahl von Schafen an der Krankheit zu Grunde gehen. Außer diesem unmittelbaren Verlust wird die ökonomische Nutzung der von der Seuche genesenen Schafe durch die Abmagerung des Körpers und durch die Verringerung der Wollmenge oft nicht unerheblich beschränkt.

Die einzelnen Schafe einer Herde werden nicht auf einmal, sondern nach und nach angesteckt. Infolgedessen vergehen nicht selten mehrere Monate, bevor die ganze Herde durchgeseucht ist, wenn nicht durch Impfung eine Beschränkung der Seuchendauer in der Herde herbeigeführt wird.

Der Ansteckungsstoff haftet an der ausgeatmeten Luft, an den Ausflüssen aus Nase und Augen, an dem in den Knötchen und Bläschen auf der Haut befindlichen flüssigen Inhalt (Lymphe) und an den Schorfen und Krusten, die längere Zeit hindurch auf der Haut und in der Wolle sitzen bleiben. Die durch Impfung künstlich hervorgerufenen Pocken erzeugen den Ansteckungsstoff in gleicher Eigenschaft wie die natürlichen Pocken.

Gewöhnlich wird die Ansteckung dadurch vermittelt, daß gesunde Schafe mit pockenkranken, frisch durchgeseuchten oder frisch geimpften Tieren in unmittelbare Berührung kommen, oder über Wege, Aecker oder Weiden rc. getrieben werden, auf welchen sich kurz vorher pockenkranke Schafe aufhielten. Der Ansteckungsstoff kann auch mit der Luft auf eine gewisse Entfernung fortgetragen oder durch Zwischenträger (menschliche Kleidung rc.) verschleppt werden und auf diese Weise eine Ansteckung gesunder Schafe vermitteln.

Von der atmosphärischen Luft abgeschlossen, pflegt der Ansteckungsstoff seine Wirksamkeit lange zu behalten. In den Wänden, im Dünger und in anderen Gegenständen der Seuchenställe kann die Keimkraft des Ansteckungsstoffes mehrere Monate bestehen bleiben, so daß gesunde Schafe, welche mehrere Monate nach dem Erlöschen der Seuche in die vorher nicht gereinigten oder hinreichend durchlüfteten Ställe gebracht werden, der Ansteckung anheimfallen.

Die mit der Abheilung der Pocken auf der Haut entstehenden Schorfe können den Ansteckungsstoff ebenfalls längere Zeit hindurch enthalten. Bei kurzgeschorenen Schafen werden solche Schorfe in einigen Wochen von der Haut abgestoßen oder doch durch die atmosphärische Luft hinreichend desinfiziert. Dagegen haften die Pockenschorfe in langen Wollstappeln eine größere Zeit hindurch. Daher ist es nicht unmöglich, daß Schafe in vollem Vließe noch ein Vierteljahr nach dem Erlöschen der Seuche eine Ansteckung vermitteln. Am meisten wird die Seuche verbreitet durch lebende Schafe, die erkrankt, frisch durchgeseucht oder frisch geimpft als Handelsware in den Verkehr gelangen. Durch die abgeschorene Wolle und durch Häute pockenkranker Schafe kann eine Verschleppung der Seuche ebenfalls stattfinden, wenn gesunde Schafe mit diesen Gegenständen in Berührung kommen.

In einer Schafherde, in welcher die Pocken zum Ausbruch gekommen sind, kann ein momentanes Aufhören der Krankheit bei einzelnen Tieren mit keinem Heilverfahren erreicht werden. Jede Behandlung der Tiere kann vielmehr nur den Zweck haben, einen günstigen Verlauf der Krankheit herbeizuführen. Hierzu dient zunächst die möglichste Vermeidung aller Einflüsse, durch welche sich die Krankheit erfahrungsgemäß verschlimmert. Die pockenkranken Schafe müssen von den Tieren, welche noch gesund sind, getrennt werden. Beide Abteilungen sind in kühlen, mit möglichst reiner Luft versehenen Ställen unterzubringen. Beim Vorhandensein genügender Räumlichkeiten ist es zweckmäßig, die Schafe in mehrere Abteilungen zu trennen. Im allgemeinen ist den Tieren ein erfrischendes und nahrhaftes Futter zuträglich. Bei schwer erkrankten Schafen wird durch sorgfältige Pflege und Darreichung von kräftigen Nahrungsmitteln zuweilen noch eine Genesung ermöglicht. Der Verlauf der Seuche in der pockenkranken Herde wird sehr bedeutend abgekürzt durch die Impfung aller noch nicht offenbar erkrankten Schafe (Notimpfung).

In allen Fällen, in denen die erkrankte Schafherde in zweckmäßigen Stallungen gehalten werden kann, liegt die alsbaldige Impfung der Tiere stets im wirtschaftlichen Interesse des Besitzers.

Nur in der kalten Jahreszeit oder bei ungünstiger Witterung und schlechten Stallungen, ferner in der Lammzeit der Mutterherden kann es zweckmäßig sein, die Impfung auf einen günstigeren Termin zu verschieben.

Wenn die Seuche in mehr als einer Herde desselben Ortes ausgebrochen ist, oder in benachbarten Orten unter Umständen besteht, die eine Ansteckung befürchten lassen, so ist die möglichst frühzeitige Impfung aller noch nicht angesteckten Schafe des Ortes oder der Nachbarschaft geboten (Vorbauungs-Impfung). Es gelingt erfahrungsgemäß nur auf diese Weise, dem Ausbruche der natürlichen Pocken zuvorzukommen und größere Verluste zu vermeiden. Die Impfung wird am zweckmäßigsten am Ohr oder — wo dies nicht zulässig ist — an der unteren Fläche des Schwanzes ausgeführt. Die Impfpocke unterscheidet sich von der natürlichen Pocke nur dadurch, daß sich in derselben gewöhnlich eine größere Quantität klarer Flüssigkeit (Lymphe) bildet.

Bei günstiger Witterung und zweckmäßiger Haltung der Schafe entwickelt sich die Impfpocke stets in 9—12 Tagen. Um diese Zeit hat eine Revision der Schafe und Nachimpfung derjenigen Tiere, bei welchen die erste Impfung nicht gehaftet hat, stattzufinden. In den folgenden acht Tagen gelangen die Impfpocken in derselben Weise, wie die natürlichen Pocken zur Abheilung, womit die Tiere als durchgeseucht und gegen die Ansteckung geschützt anzusehen sind.

Die geimpften Schafe sind durch die Impfpocken für die Verbreitung der Seuche ebenso gefährlich, als die Tiere, die an den natürlichen Pocken leiden. Daher kann hinsichtlich der Zeitdauer, in welcher die geimpften Tiere einer polizeilichen Kontrolle unterliegen müssen, ein Unterschied von den, an den natürlichen Pocken erkrankten Tieren, nicht gemacht werden.

VI.

1. Beschälkrankheit.

Die Beschälseuche ist eine nur bei Zuchtpferden vorkommende ansteckende Krankheit, welche nur durch die Begattung weiter verbreitet wird.

Die ersten Veränderungen zeigen sich an den Geschlechtsteilen. Bei Stuten wird eine andauernde starke Rossigkeit, ein schleimiger oder schleimeiteriger Ausfluß aus der geröteten Scheide wahrgenommen; bald stellt sich eine weiche, teigartige Anschwellung der Scham ein; am Eingange der Scheide treten Bläschen, aus denen sich später Geschwürchen bilden, oder kleine, weiße Flecken auf; die Stuten stellen sich häufig zum Harnen und bewegen hiebei lebhaft die Scham.

Hengste äußern einen lebhaften Geschlechtstrieb, Drang zum Absatze des Harns, der jedoch nur in geringem Maße abgesetzt wird; die Mündung der Harnröhre ist höher gerötet und geschwollen; aus derselben fließt bisweilen zäher Schleim ab. Auf der Eichel, Rute und am Hodensacke bilden sich manchmal Bläschen oder Geschwüre.

Nach verschieden langer Zeit treten sowohl bei Stuten als Hengsten an verschiedenen Stellen der Haut flache, harte, schmerzlose, ungefähr thalergroße Anschwellungen auf, die allmählich oder rasch wieder verschwinden. Im weiteren Verlaufe wird Schwäche des Hinterteils der Tiere wahrgenommen; sie wechseln im Stande der Ruhe öfter mit den Hinterfüßen, schwanken beim Gehen mit dem Kreuze, erheben sich schwer aus der liegenden Stellung oder gehen auf einem oder dem anderen Fuße lahm.

Nicht selten stellen sich Lähmungen anderer Körperteile, eines oder des anderen Ohres, der Vorder- oder Hinterlippe, des oberen Augenlides oder des Schweifes ein.

Die Tiere magern bei ungestörter Freßlust bedeutend ab, das Haar wird struppig, glanzlos; es stellen sich schließlich wassersüchtige Anschwellungen am Unterbauche und an den Gliedmassen, bei Hengsten am Hodensacke und am Schlauche ein; schließlich gehen die Pferde nach einer langen Krankheitsdauer zu Grunde. Bei tödlichem Ausgange kann die Krankheit 1 bis 2 Jahre und darüber dauern; zuweilen, aber nur sehr selten, tritt nach einigen Wochen oder Monaten Heilung ein.

Es ist jedoch zu berücksichtigen, daß, wenn auch die auffälligen Krankheitserscheinungen verschwunden sind, die Gefahr der Ansteckung durch diese Tiere dennoch längere Zeit erfahrungsgemäß fortbestehen kann, weshalb solche Pferde auf einige Jahre von der Zucht ausgeschlossen werden müssen.

Die Ansteckung erfolgt ausschließlich durch den Begattungsakt vom Hengst auf die Stute oder umgekehrt: durch bloßes Zusammenstehen im Stalle oder anderweitige Berührung kommt eine Ansteckung nicht zu stande.

Nach erfolgter Ansteckung vergeht meist eine längere Zeit, oft über mehrere Monate, ehe die auffälligen Krankheitserscheinungen hervortreten. Daher müssen alle Tiere, die mit Kranken den Begattungsakt ausgeführt haben, einige Zeit als der Krankheit verdächtig ebenfalls von der Zucht ausgeschlossen werden.

2. Bläschenausschlag der Pferde und des Rindviehes.

Diese Krankheit stellt einen ansteckenden Ausschlag an den Geschlechtsteilen der Pferde und Rinder dar, der durch die Begattung sich weiter verbreitet.

Bei weiblichen Tieren treten auf der Scham kleine Bläschen auf, welche platzen und sich in oberflächliche Geschwüre umwandeln, die sich schließlich mit dünnen Krusten bedecken, unter welchen die Heilung eintritt. Es ist ein mehr oder weniger reichlicher, schleimiger oder eiteriger Ausfluß aus der Scheide zugegen, bisweilen ist der Wurf und das Mittelfleisch angeschwollen.

Bei männlichen Tieren tritt der Ausschlag an verschiedenen Stellen der Rute auf; er verläuft wie bei den weiblichen Tieren; gewöhnlich ist auch eine teigige Geschwulst der Vorhaut zugegen.

Das Allgemeinbefinden ist weder bei weiblichen noch bei männlichen Tieren gestört; der Verlauf ist ein rascher und endet innerhalb 3 bis 4 Wochen in Genesung.

Von der Beschälseuche ist dieses Leiden wesentlich verschieden und hat nur die Aehnlichkeit einzelner Erscheinungen mit derselben gemein. Da aber dieses Leiden mit dem Anfange der Beschälkrankheit sehr leicht verwechselt werden kann und da der Ausschlag ansteckend ist, so werden die mit demselben behafteten Tiere auf einige Zeit, mindestens bis zum vollständigen Abheilen des Ausschlages, von dem Begattungsakte ausgeschlossen. Weitere Maßregeln sind auch hierbei nicht notwendig.

VII. Räude.

Die Räude (Krätze, Schäbe, Grind) ist eine Hautkrankheit, ein Ausschlag, welcher durch die Gegenwart sehr kleiner, von bloßem Auge in der Regel nicht erkennbarer Tierchen (Räudemilben) verursacht wird. Diese Krankheit kommt zwar bei allen Haustieren vor, als Seuche hat dieselbe jedoch nur bei Pferden und Schafen Bedeutung.

Die Erkennungszeichen sind folgende:

1. Bei Pferden. An verschiedenen Stellen der Haut, besonders am Kopfe, Halse, den Schultern, aber auch an anderen Körperpartien bilden sich anfangs kleine Knötchen, über welchen und in deren Umgebung die Haare ausfallen, wodurch kahle, mit Schuppen bedeckte Stellen entstehen. Infolge des heftigen Juckreizes scheuern, beißen und kneipen sich die Pferde beständig, die Haut wird hiedurch faltig, wund und bedeckt sich allmählich mit dicken Krustenlagen. Von den ursprünglich ergriffenen Stellen verbreitet sich die Krankheit weiter, so daß schließlich die Haut des ganzen Körpers von dem Ausschlage befallen sein kann.

Jeder beim Pferde vorkommende Hautausschlag, bei welchem die Tiere einen heftigen Juckreiz zeigen, muß als der Räude verdächtig angesehen werden.

2. Bei Schafen. An der Räude leidende Schafe geben durch Kratzen, Reiben und Kneipen ein heftiges Juckgefühl zu erkennen, das besonders dann, wenn die Tiere sich erhitzt haben, auffallend wird. Das Wahrnehmen der Aeußerung eines starken Juckreizes bei mehreren Stücken einer Herde begründet an und für sich den Verdacht der Räude und verpflichtet zur Anzeige. An den Stellen der Haut, an welchen der Ausschlag zugegen ist, finden sich kleine Knötchen, Bläschen und Pusteln, die sich mit Schuppen und Krusten bedecken, mit welchen die gelockerte Wolle sich leicht abheben läßt.

Das Wollvließ wird zottig, die Wolle erscheint hie und da verklebt, fällt stellenweise aus und hinterläßt kahle Flecken, an welchen die Haut verdickt und pergamentartig erscheint.

Bei längerem Bestande der Krankheit bilden sich dicke Krustenlagen auf der Haut, welche infolge der Verletzungen durch das Reiben und Kratzen blutrünstig wird, während die Kahlheit sich immer weiter ausbreitet. Wird die Krankheit sich selbst überlassen, so magern die Tiere ab und gehen endlich an Erschöpfung zu Grunde.

Die Räude entsteht nur durch Ansteckung, d. h. durch Uebertragung von Räudemilben oder deren Eier auf andere Tiere; jede Tierart hat eine besondere Milbe, einige z. B. das Pferd, sogar mehrere. Hiedurch ist es auch bedingt, daß die Pferderäude mancherlei Abweichungen in den Erscheinungen darbietet. Die eine Milbenart kommt fast nur an den Hinterbeinen der Pferde mit den Erscheinungen der sogen. Fußräude vor, erzeugt ein heftiges Jucken, ist aber im übrigen von keiner besonderen Bedeutung.

Eine zweite Milbenart kommt besonders gerne an jenen Stellen des Körpers vor, welche ihrer Lage wegen beim Putzen vernachlässigt werden, z. B. im Kehlgange, an der inneren Fläche der Schenkel, unter und in den Mähnen. Von hier aus breitet sich dann die Erkrankung der Haut oft auf weite Strecken aus.

Diese beiden Räudearten sind stets mit Knötchenbildung und lebhaftem Ausfallen der Haare verbunden.

Die dritte Art der Pferderäude breitet sich rasch über größere Abschnitte der Körperoberfläche aus; die sie bedingende Milbe ist die einzige, welche auf Menschen und andere Tiere übertragen werden kann, wodurch bei diesen ein stark juckender Hautausschlag erzeugt wird, welcher jedoch von selbst abheilt, weil die Milben auf einer ihnen fremden Tiergattung nicht fortexistieren können.

Die Räude des Schafes ist weder auf Menschen, noch auch auf andere Tiere zu übertragen.

Von der Uebertragung der Milben an vergehen in der Regel fast vier Wochen, ehe die Vermehrung derselben soweit stattgefunden hat, daß dieselben eine auffällige Hauterkrankung herbeiführen; in den nächsten vier Wochen gewinnt das Leiden jedoch eine erhebliche Ausdehnung. Ebenso ist der Verlauf der Krankheit in einer Herde; nach der Einschleppung macht dieselbe anfangs langsame Fortschritte; je mehr Individuen leiden, um so schneller findet die Ausbreitung statt, weil die Zahl der Ansteckungsherde immer größer wird.

Die Ansteckung kommt dadurch zu stande, daß entweder räudekranke Tiere mit gesunden derselben Gattung zusammenkommen und die Milben resp. deren Eier an die letzteren unmittelbar abgeben, oder mittelbar dadurch, daß gesunde Tiere mit Gegenständen in Berührung kommen, an welchen Milben oder deren Eier haften. Die erstere Art der Verbreitung ist die häufigste und erfolgt namentlich durch den Handel, durch die Einstellung räudekranker Tiere in gesunde Herden, oder durch anderweitige unmittelbare Berührung zwischen gesunden und kranken Tieren, z. B. in Ställen, auf Weiden u. s. w.

Als Zwischenträger des Krankheitsstoffes, d. h. der Räudemilben, sind namentlich Ställe und Weiden, Gegenstände, an denen die Tiere sich scheuern, bei Pferden das Putzzeug, Decken und Geschirr, ferner Dünger, Streu, Wolle und Felle von räudekranken Tieren, Kleider von Personen, welche sich mit räudekranken Tieren beschäftigt, z. B. dieselben geschoren haben, besonders zu beachten.

An diesen und anderen Gegenständen bleiben die Milben, namentlich wenn genügend Feuchtigkeit vorhanden ist, wochenlang, die Eier derselben sogar monatelang lebensfähig, so daß eine gründliche Reinigung und Desinfektion notwendig ist, bevor sie mit gesunden Tieren wieder in Berührung kommen.

Eine Uebertragung durch die Luft kommt hier selbstverständlich kaum in Betracht. Endlich ist zu bemerken, daß die Räude niemals von selbst heilt, und daß die Heilung bei Schafen, namentlich wenn sich dieselben in voller Wolle befinden, sehr schwer ist. Durch die sog. Schmierkur, d. h. die Behandlung der nachweislich erkrankten Hautstellen mit Schäfermitteln, kann die schnelle Ausbreitung der Krankheit wohl verhindert, eine vollständige Heilung aber sehr selten erzielt werden.

Diese Behandlungsweise ist daher auch nur dann zu empfehlen, wenn die Krankheit erst bei einzelnen Schafen in geringem Grade vorhanden ist, welche separiert werden können, oder um das

Leiden bis zur Wollschur zurückzuhalten und alsdann eine gründliche Kur eintreten zu lassen.

Da die Krankheit, so lange sie noch keine allgemeine Verbreitung erlangt und Abmagerung herbeigeführt hat, nur ein Hautleiden darstellt, so ist der Genuß des Fleisches räudekranker Tiere nur dann zu verbieten, wenn kurz vor dem Schlachten solche Arzneimittel in Anwendung gekommen sind, welche in das Fleisch übergehen und gesundheitsschädlich sind.

Anmerkung. In Bayern müssen alljährlich diejenigen Schafbestände, deren Seuchenfreiheit zweifelhaft erscheint, vor der Wollschur einem gut geleiteten Heilverfahren unterstellt werden. — Zur Feststellung der Räude gehört unbedingt der Nachweis über das Vorhandensein der Räudemilbe.

VIII. Die Tollwut.

Die Tollwut oder Wutkrankheit ist eine am häufigsten bei Hunden vorkommende, ansteckende, schnell verlaufende Krankheit, welche sich durch den Biß wütender Tiere, insbesondere solcher Hunde, weiter verbreitet.

Die Erscheinungen der Wutkrankheit sind der Hauptsache nach bei allen Tieren gleich. Die wesentlichsten sind in den meisten Fällen: ein aufgeregtes, tobsüchtiges Benehmen, große Reizbarkeit, Neigung zum Beißen oder zum Verletzen durch Schlagen, Stoßen u. dgl. (Tollwut); in anderen Fällen tritt jedoch Abstumpfung, Schwäche, Lähmung verschiedener Körperteile, namentlich des Hinterteils hervor; die Beißsucht ist dann weniger auffallend (stille Wut).

1. Wut bei Hunden. Die zuerst wahrnehmbare Erscheinung ist eine Veränderung in dem gewohnten Benehmen: die Hunde werden mürrisch und unfreundlich, unruhig und schreckhaft oder träge und verdrossen; sie verkriechen sich häufig, gehorchen ihrem Herrn nur mit Unlust und äußern einen Drang zum Entweichen; die Freßlust ist verringert oder fehlt gänzlich, dagegen tritt die Neigung hervor, ungenießbare und unverdauliche Gegenstände, wie Holz, Stroh, Federn, Leder u. dgl. zu verschlingen und an kalten Gegenständen, Steinen, Metallstöcken u. dgl., an Wasser, an dem eigenen Harn zu lecken.

Nachdem diese Erscheinungen, deren Auftreten den Hund bereits der beginnenden Wutkrankheit verdächtig macht, einen bis zwei Tage gedauert haben, wird der Drang zum Entweichen und Herumschweifen auffallender; es stellt sich heftige Beißsucht, besonders gegenüber anderen Hunden, Katzen und größeren Haustieren ein; die Stimme wird rauh und heiser; beim Bellen wird der kurz angeschlagene Laut in einem höheren heulenden Tone fortgezogen. Diese Erscheinungen treten anfallsweise auf; während der Anfälle ist das Bewußtsein der Hunde vollkommen gestört; in der Zwischenzeit zwischen den Anfällen liegen die Hunde ruhig da, können aber durch Lärm, Berührung mit einem Stocke, grelles Licht u. s. w. in einen Wutanfall versetzt werden. Eine eigentliche Wasserscheu wütender Hunde ist nicht vorhanden; das Futter wird vollkommen verschmäht, dagegen steigert sich die Lust, unverdauliche, selbst ekelhafte Gegenstände hinabzuschlingen.

Die Hunde magern rasch ab; sie zeigen ein unheimliches Aussehen, ihre Augen sind trübe, eingesunken, ihr Haar glanzlos und struppig.

Schließlich tritt Lähmung und Schwäche des Hinterteiles und Unterkiefers ein und der Tod erfolgt meistens zwischen dem 5. und 7. Tage der Krankheit. Diese Erscheinungen werden am deutlichsten bei der sogenannten Tollwut beobachtet.

Bei der sogenannten stillen Wut treten die Beißsucht, das Herumschweifen, die Aufregung und Unruhe weniger deutlich hervor; die kranken Tiere verhalten sich mehr still und traurig und frühzeitig stellen sich Schwäche und Lähmungs-Erscheinungen ein.

Die Erscheinungen, deren Auftreten den Verdacht der Wut erregen, sind kurz zusammengefaßt, im Beginne: Aenderungen im Benehmen der Hunde, Veränderung der Freßlust, später: der Drang zum Entweichen und Herumschweifen, die auffallende Beißsucht, die Veränderung der Stimme und die anfallsweise auftretende Steigerung dieser Erscheinungen.

2. Die Wut der Katzen verhält sich ähnlich wie jene bei Hunden; besonders auffallend ist die große Unruhe der Tiere und die Heftigkeit der Beißsucht.

3. Die Wut bei Pferden. Gewöhnlich benagen Pferde beim Beginn der Krankheit jene Körperstellen, an welchen sie durch ein wütendes Tier gebissen worden sind; die Tiere werden unruhig, aufgeregt und schreckhaft; bisweilen zeigt sich Aufregung des Geschlechtstriebes; die Freßlust verliert sich, das Schlingen wird erschwert, die Stimme rauh und heiser; es stellen sich Zuckungen und selbst Krämpfe ein. Während der eigentlichen Wutanfälle schlagen und hauen die Pferde, beißen in Geräte, selbst in ihren eigenen Körper so, daß sie sich Stücke Haut losreißen oder doch blutig kneipen, und greifen auf diese Weise auch andere Tiere an. Das Atmen ist beschleunigt, vor das Maul tritt Schleim und Geifer, die Stimme wird rauh und heiser. Im vorgeschrittenen Zeitraume der Krankheit wird die Dauer der Anfälle kürzer und schwächer, die Tiere verfallen rasch; es stellt sich Schwäche, endlich Lähmung des Hinterteils ein. Von da an liegen die Pferde größtenteils und gehen nach einer Krankheitsdauer von vier bis sechs Tagen zu Grunde.

4. Die Wut der Rinder stimmt bezüglich der Erscheinungen mit jenen bei Pferden der Hauptsache nach überein; an Stelle der bei Rindern mangelnden Beißsucht äußert sich bei ihnen öfters der Drang zu Angriffen und zum Verletzen durch Stoßen mit den Hörnern nach Menschen und Tieren. Charakteristisch aber

sind folgende Erscheinungen: das anhaltende Brüllen, eine auffallende Sucht zum Belecken des Wartpersonals, Speicheln aus dem Maule, Verstopfung und Drängen auf den Hinterleib, frühzeitige Schwäche und selbst Lähmung des Hinterteils und des Unterkiefers.

5. Die Wut bei Schafen und Ziegen. Die Tiere zeigen im Beginne der Wut Unruhe, Aufregung des Geschlechtstriebes, Juckreiz in der Haut, Aufhören der Freßlust und des Wiederkauens. Während der Wutanfälle machen die Tiere ungewöhnliche Sprünge, stampfen mit den Füßen, knirschen mit den Zähnen, geifern mit dem Maule, stoßen mit den Hörnern; Ziegen beißen mitunter auch in Geräte. Schließlich erfolgt unter Lähmungserscheinungen der Tod.

6. Die Wut bei Schweinen äußert sich durch große Aufregung und Unruhe; sie reiben und scheuern sich an der vernarbten Bißstelle, speicheln und schäumen viel und grunzen mit heiserer Stimme. Sie beißen in Gegenstände und gehen auch auf andere Tiere los, um sie mit den Zähnen zu verletzen. Nach kurzem Bestehen der Krankheit wird das Krankheitsbild von der allmählich zunehmenden Schwäche und Lähmung des Körpers beherrscht und die Tiere sterben am 2. bis 4. Tage der Krankheit.

Die Oeffnung der Kadaver wutkranker Tiere liefert nur geringfügige Veränderungen, die in denjenigen Fällen, in denen die Tiere nicht krepiert, sondern getötet sind, oft ganz fehlen. Bei der Sektion wutkranker Hunde finden sich gewöhnlich im Magen und zuweilen auch im Darmkanale fremdartige Stoffe (Holzsplitter, Stroh, Lederstückchen, Haare, Gras 2c.); dagegen fehlt im Magen und Dünndarm der gewöhnliche Nahrungsbrei. Die Schleimhaut des Kehlkopfes, der Rachenhöhle und des Verdauungskanals ist entweder stellenweise oder in einer größeren Ausdehnung entzündlich gerötet.

Das Blut in den großen Gefäßen und im Herzen hat eine dunkle und dickflüssige Beschaffenheit.

Mit Ausnahme der fremdartigen Substanzen im Magen finden sich bei den andern Haustieren ähnliche Veränderungen.

Alle Kadaver der an der Tollwut verendeten Tiere unterliegen verhältnismäßig schnell der Fäulnis.

Früher wurde allgemein angenommen, daß die Tollwut bei den Hunden und Katzen auch durch Selbstentwicklung entstehen könne und daß dieselbe nur bei den übrigen Haustieren und beim Menschen stets auf Ansteckung durch den Biß wutkranker Tiere beruhe.

Neuere Erfahrungen haben aber als sehr wahrscheinlich ergeben, daß auch bei den Raubtieren (Hunden und Katzen) die Tollwut nur dann sich ausbildet, wenn der Ansteckungsstoff wutkranker Tiere durch Bißwunden oder durch Belecken und Begeifern an wunden Hautstellen vorher auf sie übertragen worden ist. Die in manchen Jahren beobachtete allgemeine Verbreitung der Tollwut unter den Hunden erklärt sich einerseits aus der Vernachlässigung der polizeilichen Tilgungsmaßregeln und andererseits aus der großen Ansteckungsfähigkeit der Seuche.

Der Ansteckungsstoff kommt zwar im Blute wutkranker Tiere vor, haftet aber vorzugsweise am Speichel (Geifer). Da der Ansteckungsstoff nicht flüchtig ist, so ist bei allen Tieren und bei Menschen eine Ansteckung nur dann zu befürchten, wenn der Speichel des wutkranken Tieres mittels des Bisses unmittelbar in oder unter die Haut gebracht (eingeimpft) wird.

Bei den pflanzenfressenden Haustieren enthält der Maulschleim (Speichel) in der Wutkrankheit ebenfalls den Ansteckungsstoff. Diese Tiere sind nur deshalb weniger gefährlich, als Hunde und Katzen, weil sie eine geringere Neigung zum Beißen zeigen und leichter abgesondert und eingesperrt gehalten werden können.

Die bis jetzt vorliegenden Erfahrungen lassen annehmen, daß in den Kadavern der wutkranken Tiere sowohl der Speichel, als das Blut ihre Ansteckungsfähigkeit einen bis zwei Tage nach dem Tode vollständig verlieren.

Nicht alle Tiere oder Menschen, welche von wutkranken Hunden 2c. gebissen worden sind, verfallen in die Tollwut. Gewöhnlich gelangt die Krankheit nur bei der Hälfte, zuweilen bei zwei Dritteilen der Gebissenen zum Ausbruche.

Die Zeit, welche nach dem Bisse wutkranker Tiere (Aufnahme des Ansteckungsstoffes) bis zum Ausbruche der Krankheit vergeht, unterliegt bei allen Haustieren großen Verschiedenheiten und ist weder bei den Tieren, noch beim Menschen an bestimmte Termine gebunden. Es ist eine ganz irrtümliche Meinung, daß die Zahl 9 für den Ausbruch der Wutkrankheit eine Bedeutung habe und daß die Krankheit sich entweder am 9. Tage oder in der 9. Woche nach dem Bisse einstellen soll. Bei den Hunden pflegt die Krankheit meistens etwa 3 bis 8 Wochen, zuweilen auch noch später, nach dem Bisse eines wutkranken Tieres hervorzutreten. Die Fälle, in denen Hunde vor Ablauf der dritten Woche nach dem Bisse in die Tollwut verfallen, sind selten. Bei Pferden erfolgt der Ausbruch der Krankheit 2 bis 12 Wochen, beim Rindvieh meistens in der Zeit von der 3. bis 16. Woche nach dem Bisse eines mit der Wut behafteten Hundes; Schafe, Ziegen und Schweine erkranken gewöhnlich während des Zeitraumes von der 2. bis zur 8. Woche nach der Ansteckung.

Die ausgebrochene Tollwut ist bei allen Tieren eine unheilbare und stets tödlich endende Krankheit.

Alle Kurversuche bei wirklich wutkranken Tieren sind fruchtlos und wegen der mit denselben verbundenen Gefahr für Menschen nicht statthaft. Vor dem Ausbruche der Krankheit ist eine Behandlung der gebissenen Tiere, durch welche die Vernichtung des mit den Bißwunden in den Körper gedrungenen Ansteckungsstoffes bezweckt wird, angezeigt. Obwohl diese Vorbauungskur schon deshalb keine absolute Sicherheit gewährt, weil die kleinen Bißwunden in der behaarten Haut nicht sämtlich aufgefunden werden können, so sind doch der Erfahrung gemäß manche Tiere durch eine entsprechende Behandlung der Wunden vor dem Ausbruche der Krankheit zu schützen. Gewöhnlich werden unsere Haustiere von den wutkranken Hunden am Kopfe (Oberlippe und Nase) oder an den Gliedmassen gebissen. Es empfiehlt sich, die Wunden baldmöglichst mit Seifenwasser, oder mit verdünnter Karbolsäure auszuwaschen und darauf mit einem glühenden Eisen auszubrennen. Die hiernach in der Wunde entstehende Eiterung wird zweckmäßig mehrere Wochen hindurch mittelst Anwendung von Reizmitteln unterhalten.

Anmerkung. Nach erfolgter Obduktion eines wutkranken Tieres ist das Gehirn und das verlängerte Mark in unverletztem Knochengerüste sofort an das k. Institut für Infektionskrankheiten in Berlin einzusenden, woselbst die von tollwutverdächtigen und tollwütigen Tieren gebissenen Personen in Behandlung genommen werden. — Das Wutgift widersteht 14—24 Tage der Fäulnis, wird jedoch durch diese abgeschwächt.

Anhang.

A. Rauschbrand.*)

Der Rauschbrand (auch Schenkel-, Hinter-, kalter -Brand, rauschender Milzbrand, Geräusch, Flug, Feuer, Plage, Karbunkelkrankheit genannt) wurde früher dem Milzbrande beigezählt und als eine besondere Form des Milzbrandes gehalten, ist jedoch eine eigene, selbständige Krankheit, welcher andere ursächliche Bedingungen zu Grunde liegen. Dem Menschen gegenüber verhält sich der Rauschbrand ungefährlich, indem er auf den Menschen nicht übergeht, während das Milzbrandgift den Menschen tötet. Im Sinne des Milzbrand-Gesetzes wird der Rauschbrand jedoch dem Milzbrande gleich gehalten, und zwar deshalb, weil er, wie der Milzbrand, plötzlich auftritt, rasch verläuft und fast ausnahmslos zum Tode führt, also praktisch sich vom Milzbrande wenig unterscheidet. — Der Rauschbrand kommt am häufigsten beim Rinde, dann bei Schafen, Ziegen, Gemsen &c. vor.

Die Kennzeichen des Rauschbrandes sind: Beim Rinde stellt sich meist plötzlich verminderter Appetit oder Appetitlosigkeit, Aufhören des Wiederkäuens, Zittern, Mattigkeit und Traurigkeit

*) Nach einem Vortrage des Verfassers (Verhandlungen der Kreisversammlung des landwirtschaftlichen Vereins von Schwaben und Neuburg 1894, Seite 23—36).

ein, welche Erscheinungen nicht selten ganz übersehen werden. Alsbald, oft in der nächsten halben Stunde, treten Bewegungsstörungen, Steifigkeit, Lahmheit einer hinteren oder vorderen Gliedmaße, Unvermögen, sich zu erheben, ein und es fällt gewöhnlich jetzt erst die Gefährlichkeit des Leidens den Besitzern auf. Gleichzeitig findet sich eine anfangs kleine und sehr schmerzhafte, hierauf rasch zunehmende und öfter sich weiter ausbreitende Hautgeschwulst an den Oberschenkeln, am Halse, an der Brust, Schulter, am Rücken, auf den Lenden und dem Kreuze ein. Die Anschwellung rauscht und knistert beim Darüberstreichen mit der Hand und wird bald schmerzlos, trocken und kalt. Die sichtbaren Schleimhäute erscheinen hochgerötet, die Atmung ist stark vermehrt und unter fortgesetztem Stöhnen und Aechzen und Auftreibung des Hinterleibs nebst Ausfluß von blutigem Schleim aus der Maul- und Nasenhöhle, dem After und den übrigen Körperöffnungen verenden die Tiere nach einer Krankheitsdauer von wenigen Stunden oder von zwei bis drei Tagen.

Die Krankheit selbst zeigt ein verschiedenes Bild, indem bald die einen, bald die anderen Erscheinungen mehr hervortreten oder deutlicher ausgeprägt sind. Häufig kommt es vor, daß Tiere am Morgen tot im Stalle oder auf der Weide aufgefunden werden, welche am Abende vorher noch vollständig gesund erschienen.

Werden in die Geschwülste Einschnitte gemacht, was übrigens nur von approbierten Tierärzten geschehen darf, so entleert sich eine dunkelrote, schaumige, mit Gasblasen versehene, eigentümlich und unangenehm widerlich riechende Flüssigkeit. Das Unterhautbindegewebe der Geschwülste ist gelbsulzig, mit Gasblasen durchsetzt und die Muskulatur hier ist schmutzigbraun und dunkelschwarz, brüchig, wässerig durchtränkt und knistert beim Durchschneiden.

Bei Eröffnung der an Rauschbrand gefallenen Tiere, welche gesetzlich ohne polizeiliche Erlaubnis nur von approbierten Tierärzten vorgenommen werden darf, finden sich häufig blutige Ergüsse in der Brusthöhle, im Herzbeutel und in der Bauchhöhle, manchmal auch blutige Durchtränkungen und Ausschwitzungen in den verschiedenen Organen der Bauch- und Beckenhöhle. — Die Milz ist immer vollkommen normal, das Blut erscheint in den gesunden Körperteilen gleichfalls normal, hat jedoch in den erkrankten Teilen eine dunkle, schwarzberaunrote Farbe. Das frische Fleisch rauschbrandkranker Tiere besitzt einen eigentümlich süßlichen Geruch, ist nicht haltbar, fault rasch und schadet dem Menschen beim Genusse nicht (darf aber nicht genossen werden, um die Weiterverbreitung der Krankheit zu verhindern).

Ausschlaggebend für die Feststellung des Rauschbrandes ist der rasche, ausnahmslos tödliche Verlauf, das plötzliche Auftreten der eigenartigen Geschwülste, die trommelartige Auftreibung des Hinterleibs und der blutig-schleimige Ausfluß aus den natürlichen Körperöffnungen. Diese Erscheinungen genügen meist zur Erkennung des Leidens und es kann dann die Eröffnung des Kadavers unterbleiben. Allenfalls bestehende Zweifel über die Natur des

Leidens können durch Einschnitte in die Geschwülste, welche, wie erwähnt, nur von approbierten Tierärzten gemacht werden dürfen, behoben werden. In ganz zweifelhaften Fällen, namentlich wenn die eigenartigen Veränderungen der äußerlichen Besichtigung nicht zugänglich sind, gibt die mikroskopische Feststellung des Krankheitserregers, des Rauschbrandpilzes, der sich im Fleischsafte der Geschwülste finden läßt, sicheren Aufschluß.

Der Rauschbrand stellt eine an die Oertlichkeit gebundene (stationäre) Wundinfektions-Krankheit dar, welche fast ausschließlich nur in den sog. Rauschbrand-Distrikten zur Beobachtung kommt. Besonders erscheint er auf gewissen Alpen in den Regierungsbezirken Schwaben und Neuburg und Oberbayern, dann in den Amtsbezirken Uffenheim, Donauwörth, Nördlingen 2c. Im Amtsbezirke Sonthofen tritt er alljährlich am stärksten auf. Meist zeigt er sich auf Kalk- oder Thonboden und fehlt fast vollständig auf Buntsandstein. In den wärmeren Monaten Juli und August wird er hauptsächlich wahrgenommen. Gewöhnlich erkranken die Rinder im jugendlichen Alter von 5 bis 24 Monaten, während 3—4jährige Rinder selten ergriffen werden. Die letzteren sind der Erkrankung deshalb seltener ausgesetzt, weil sie bereits einmal still und in milder Weise durchgeseucht haben und gegen neue Erkrankung unempfindlich sind. Ganz junge Tiere erkranken höchst selten.

Der Rauschbrand wird durch einen Spaltpilz erzeugt, welcher sich im Boden gewisser Weiden oder Viehställe befindet, und dem es gelingt, durch wunde Stellen der Haut oder Schleimhaut in das Unterhautzellgewebe und in die Muskeln einzudringen. Wunde Stellen auf der Haut der Füße können beim Weiden durch Hecken, Dorne, Gesträuche, Drähte 2c. veranlaßt werden; ebenso können sich wunde Stellen beim Abgrasen in der Maulhöhle bilden. Außerdem ist das Zahnfleisch beim Zahnwechsel wund. Der im Erdboden befindliche Pilz kann hiebei leicht in die Wunde eindringen, wie er auch im Stallboden bei ungünstiger Beschaffenheit der Stallungen sich weiter zu entwickeln vermag. — Dieser Pilz kann sich lange Zeit im Boden erhalten, er ist äußeren Einwirkungen gegenüber sehr widerstandsfähig, um so mehr, wenn er in getrocknetem Zustande sich vorfindet, z. B. in getrocknetem Fleische. — Nach dem Eindringen des Rauschbrandpilzes in den Körper dauert es durchschnittlich zwei Tage, bis die ersten Krankheitserscheinungen auftreten.

Die Kampfesmittel gegen den Rauschbrand bestehen in der Vernichtung und Fernhaltung des Ansteckungsstoffes und in der Vorbeugung gegen die schädliche Einwirkung desselben auf den Tierkörper. Zu den ersteren gehören: die rasche, zweckentsprechende und unschädliche Beseitigung der anfallenden Kadaver, was durch Verbrennen oder durch Verbringung der Kadaver in die Thalsohle und geeignete Vergrabung dortselbst an abgelegenen Plätzen, an welchen weder Weidetrieb stattfindet, noch Futter gewonnen wird, geschehen kann; ferner die allmähliche Sanierung des Bodens der Alpenweiden und des Stalluntergrundes, die sofortige gründliche Desinfektion der durch Abfälle kranker Tiere verunreinigten Lagerplätze, die Drainierung und Entwässerung, die Zementierung des Stallbodens. Die Vorbeugung gegen die schädliche Einwirkung der Krankheitsursache wird durch Einimpfung eines Schutzmittels gegen die natürliche Ansteckung bethätigt. Durch die Impfung wird die Rauschbrandsterblichkeit bedeutend herabgesetzt und den geimpften Tieren bei richtiger Ausführung vollständige Unempfindlichkeit gegen Rauschbrand verliehen. Die Impfung ist einfach, leicht ausführbar, durchaus gefahrlos und unschädlich für das Tier. In wirtschaftlicher Hinsicht werden durch die Impfung die Verluste an Rauschbrand erheblich gemindert, der dem Viehbesitzer bisher zugefügte Schaden wird eingeschränkt und die mit Mühe und Sorgfalt gezüchteten Viehbestände bleiben der Viehzucht erhalten. Es fordern daher auch ökonomische Rücksichten lebhaft die Impfung, welche für die Tierbesitzer kostenlos ist, und es sollten deshalb die letzteren bereitwilligst ihre Tiere impfen lassen.

Der sog. Geburts-Rauschbrand, eine faulige Entzündung des Geschlechts-Apparats bei Kühen, welcher infolge von Nichtabgang der Nachgeburt, von Verletzungen der Geburtswege ꝛc. eintritt, hat Aehnlichkeit mit dem Rauschbrand, ist aber kein Rauschbrand und wird daher auch nicht entschädigt. Es handelt sich beim Geburts-Rauschbrand um eine andere Krankheitsform, welche irrtümlich als Rauschbrand bezeichnet wird. Wissenschaftlich und praktisch ist festgestellt, daß der Geburts-Rauschbrand keine Form des Rauschbrandes ist, und daß die Krankheitserreger und die Krankheitsursachen bei diesen beiden Krankheiten verschieden sind.

B. Wild- oder Rinderseuche.

Die Wild- oder Rinderseuche (gelber Schelm) ist eine an gewisse Oertlichkeiten gebundene, am häufigsten beim Wilde, dann auch beim Rinde, Pferde, Schweine, Schafe und bei der Ziege vorkommende, rasch und meist tödlich verlaufende Krankheit. Für gewöhnlich wird sie bei unseren Haustieren recht selten, und zwar nur beim Rinde wahrgenommen.

Die Erscheinungen der Seuche sind verschiedene, je nachdem hauptsächlich die äußeren Teile oder die inneren Organe des Körpers betroffen werden. Beim Rinde besteht mehr die äußere Form. Es wird bemerkt: eine am Kopfe, Halse und den Drüsen schnell sich ausbildende und stark ausdehnende Geschwulst, welche die Haut und die Weichteile betrifft und mit blutiger Durchtränkung der Muskulatur und Schleimhäute verbunden ist. Mit diesen Veränderungen gehen Schlingbeschwerden, Speicheln, Anschwellung der Zunge, welche oft zum Maule heraushängt, Stöhnen, Aechzen, blutige Ausleerungen, Erstickungsanfälle einher. In selteneren Fällen sind mehr die Organe der Brusthöhle (Lungen und Herz) oder diejenigen der Bauchhöhle (Magen und Darmkanal) stärker ergriffen und es gehen die Tiere infolge der Entzündung der bezeichneten Organe zu Grunde.

Die Krankheit entsteht durch Ansteckung. Der Ansteckungsstoff ist ein Pilz, welcher sich lange Zeit im Boden wirksam erhalten kann, sehr widerstandsfähig ist, durch Fäulnis und Trocknung nicht abstirbt, aber durch längere Siedhitze und durch starke Desinfektionsmittel zerstört wird.

Der Pilz läßt sich im Blute, in den krankhaften Gewebssäften und in den kranken Organen nachweisen. Wie beim Rauschbrande dringt der Ansteckungsstoff in kleine Wunden der Haut und der Schleimhaut (Bremsen-, Fliegenstiche, Zahnfleisch- und Zungenverletzungen), auch mit dem Futter ein.

Die Seuche kommt fast ausnahmslos nur im Sommer und Spätjahre, hauptsächlich in Fluß- und Alpengegenden, auf sumpfigem Boden vor. Von der Aufnahme des Ansteckungsstoffes in den Körper bis zum Seuchenausbruche vergehen nur wenige Stunden. Die Krankheit hat eine Dauer von einigen Stunden bis zu drei Tagen.

Für diese Seuche gelten die gleichen Schutz- und Tilgungsmaßregeln, wie sie beim Milzbrande vorgeschrieben sind. Von der Befolgung dieser Vorschriften hängt die Zuerkennung der staatlichen Entschädigung ab.

C. Schweineseuche (einschließlich Schweinepest).*)

Dieselbe hat in ihren Erscheinungen viel Aehnlichkeit mit dem Rotlauf der Schweine und besteht in einer ansteckenden Lungen-, Darm-Entzündung. Die Krankheitszeichen sind verschieden, je nachdem mehr die Lungen oder die Gedärme vorherrschend ergriffen sind. Hauptsächlich sind es folgende: Fieber, Appetitlosigkeit, Thränen der Augen, schwankender Gang, große Schwäche; öfter bestehen: schmerzhaftes, erschwertes und vermehrtes Atmen, Husten, rötlichbrauner, eiteriger und schaumiger Nasenausfluß, Durchfall, Ausschlag an verschiedenen Körperstellen, namentlich am Halse, am Kopfe und am Rücken, blaurote Färbung der Ohren, rote Flecken an verschiedenen Stellen des Körpers. — Die Krankheit verläuft entweder rasch mit einer Dauer von wenigen Stunden bis drei Tagen, oder langwierig und endet nach mehreren Wochen mit dem Tode.

Die Seuche entsteht nur durch Ansteckung. Der Ansteckungsstoff wird häufig durch verkaufte, in gelindem Grade an der Seuche erkrankte oder von der Krankheit nicht vollständig genesene Schweine nach anderen Stallungen verschleppt; er ist flüchtiger und fester Art und demjenigen der Wildseuche oder der Geflügelcholera sehr ähnlich.

*) Siehe „Viehkauf“ von Dr. Stoelzle und H. Weiskopf, Seite 114 und 115. I. und II. Auflage.

Durch das rechtzeitige Auffinden der Seuchenausbrüche, durch richtige Desinfektion der Ställe und Standorte, sowie durch unschädliche Beseitigung und Verwertung der erkrankten, getöteten und verendeten Schweine kann die Seuche, welche ganz erhebliche Verluste verursacht und daher sehr gefürchtet wird, erfolgreich getilgt und verhütet werden.

Eine Behandlung der erkrankten Tiere ist zwecklos.

Die Schweinepest geht mit nahezu gleichen Erscheinungen einher. Oefter stellen sich bei ihr Geschwüre an der Zunge, am Gaumen, sowie an der Backenschleimhaut ein. Der Tod bei dieser schlimmsten Schweinekrankheit erfolgt nach acht bis zehn Tagen. Bei der Sektion gefallener Schweine finden sich diphtheritische Geschwüre im Darmkanal, namentlich im Dickdarm, Anschwellung und Verkäsung der Gekrösdrüsen.

Nicht selten können die Erscheinungen der Schweineseuche und der Schweinepest gleichzeitig bei ein und demselben Tiere — vereinigt — wahrgenommen werden.

D. Der Rotlauf der Schweine.*)

Die Krankheitszeichen des Rotlaufs sind folgende: Die Schweine fiebern plötzlich, sind nicht mehr munter, dabei appetitlos, verkriechen sich in die Streu oder stecken den Kopf in dieselbe, zeigen schwankenden Gang, große Mattigkeit und Schleimausfluß aus der Nase und den Augen. Der Kot ist anfangs hart, später weich oder flüssig. Schon am zweiten Tage treten die eigentümlichen, roten Flecken am Bauche, auf der inneren Fläche der Hinterschenkel, an den Ohren und am Halse auf, welche sich bald dunkler färben, graublau werden und sich mit Bläschen, Geschwüren und Schorfen bedecken. Nicht selten sind Flecken und Geschwüre gar nicht vorhanden. Es treten Krämpfe, Zähneknirschen, Lähmungen ein und es erfolgt der Tod unter den Erscheinungen der Lungenlähmung.

Die Krankheit dauert einige Stunden bis zu drei Tagen, bei chronischem Verlaufe acht bis zehn Tage. — Die Krankheit ist ansteckend und wird durch einen Pilz, den Stäbchenrotlaufbacillus, hervorgerufen. 50 % bis 85 % der erkrankten Schweine verenden.

Der Ansteckungsstoff (Pilz) gelangt hauptsächlich durch den Verdauungskanal in den Tierkörper; nach Aufnahme desselben bricht die Seuche in 3—6 Tagen aus. — Am häufigsten findet eine Verschleppung der Seuche durch den Kot oder durch Teile von seuchenkranken oder gefallenen Tieren statt. Verschleppungen der Seuche werden daher durch den Verkauf des Fleisches rotlaufkranker, notgeschlachteter Schweine, durch Verfütterung der Schlacht- und

*) Siehe „Viehkauf" von Dr. Stoelzle und H. Weiskopf, Seite 114 und 115. I. und II. Auflage.

Küchenabfälle, durch das Abwasser des Fleisches, durch verunreinigte Trinkgefäße und verunreinigtes Trinkwasser beim Spülen der Schlachtgeräte herbeigeführt. Die Seuche ist auch häufig in Stallungen mit durchlässigem, hölzernem Fußboden, in welchem die Exkremente versickern können oder unter welchem solche lagern, heimisch. Bei solcher Haltung der Schweine findet der Krankheitserreger die günstigsten Bedingungen zur Entwicklung und Verbreitung, namentlich bei heißer Witterung.

Durch die Rotlauf=Schutzimpfung ist man imstande, das Auftreten der Seuche zu verhindern und die Seuche wirksam zu unterdrücken. Der Impfstoff wird den Landwirten unentgeltlich geliefert.

Die Maßnahmen bei dem Rotlauf der Schweine, welcher eine der häufigsten Schweinekrankheiten ist, sind die nämlichen wie bei der Schweineseuche. — Werden die rotlaufkranken Schweine im ersten Stadium der Krankheit geschlachtet, so ist das Fleisch genießbar.

E. Geflügel=Cholera.

Die Geflügel=Cholera ist eine ansteckende Krankheit, welche sämtliches Hausgeflügel, namentlich Hühner, Gänse und Enten befällt und gewöhnlich mit dem Tode endigt. Die Ansteckung gesunder Geflügelbestände erfolgt am häufigsten durch den Zukauf fremden Geflügels. Außerdem kann die Krankheit durch Kadaver krepierter und die Abgänge (Blut, Eingeweide, Federn) geschlachteter kranker Hühner, Gänse und Enten verbreitet werden. Endlich kann sich gesundes Geflügel dadurch anstecken, daß es auf Straßen und Weiden oder in Bäche und Tümpel getrieben wird, welche zuvor kranke Geflügelherden passiert haben.

Die Ansteckung eines Geflügelbestandes macht sich zuerst durch plötzlich auftretende Todesfälle bemerkbar. Die Gänse, Hühner und Enten sterben nicht selten, ohne daß auffälligere Krankheitserscheinungen an ihnen wahrgenommen wurden. — Bei genauerer Untersuchung ist aber nach dem Auftreten der ersten Todesfälle zu bemerken, daß einige Tiere matt und traurig sind, gesträubtes Gefieder besitzen und an stinkendem Durchfall leiden. Der entleerte Kot ist zuerst breiig und von weißgelber Farbe, später schleimig und wässerig und von grüner Farbe.

Die Krankheit greift in den angesteckten Beständen rasch um sich.

Eine Behandlung des erkrankten Geflügels mit Arzneimitteln ist in der Regel ohne Erfolg und deshalb nicht zu empfehlen.

Zweckmäßiger ist die unverzügliche Trennung der noch vollkommen gesund erscheinenden Tiere von den kranken. Die gesunden Tiere müssen in vollständig abgesonderten Räumen untergebracht werden und besondere Futter= und Tränkgeschirre erhalten. Ferner empfiehlt sich die sofortige Tötung und unschädliche Beseitigung der erkrankten Tiere, da eine Genesung derselben nur ausnahmsweise zu erwarten ist. Das getötete kranke wird ebenso wie das krepierte Geflügel am besten durch Verbrennen unschädlich gemacht. Wo diese nicht durchführbar ist, ist eine Verscharrung der mit Aetzkalk überstreuten Kadaver in mindestens $^1/_2$ m tiefen Gruben vorzunehmen. Düngerstätten eignen sich zur Beseitigung der Kadaver nicht, weil sich der Ansteckungsstoff der Geflügel-Cholera im Dünger lange Zeit erhält und durch letzteren verschleppt werden kann.

Nachdem sämtliche erkrankten Tiere krepiert oder getötet sind, sind die Oertlichkeiten, in welchen das kranke Tier untergebracht war, und alle Gegenstände, mit welchen dasselbe in Berührung kam, gründlich von dem Ansteckungsstoffe zu befreien. Dies geschieht am besten durch Verbrennen des Kotes, der Futterreste und des zusammengekehrten Schmutzes und durch gründliche Reinigung des Bodens, der Thüren, Sitzstangen, Futter- und Tränkgeschirre mit heißer Sodalauge (3 kg auf 100 l Wasser). Schwimmbassins müssen abgelassen und gründlich gereinigt werden. Schadhafte und geringwertige Holzgegenstände werden am zweckmäßigsten verbrannt und Erd- und Sandböden 10 cm tief ausgehoben und beseitigt. Hierauf werden die gereinigten Ställe gelüftet und getrocknet und dann die Böden, Wände, Thüren 2c. mit Kalkmilch übertüncht.

Ein Selbstschutz gegen die Einschleppung der Seuche kann durch Vermeidung des Zukaufs von fremdem, ausländischem Geflügel, durch unschädliche Beseitigung der Abgänge von fremdem Schlachtgeflügel im Haushalte, durch Fernhaltung des Geflügels von Straßen 2c., welche von fremden Gänseherden betreten werden, sowie durch Fernhaltung der Geflügelhändler von den Gehöften erzielt werden. Ist der Ankauf von fremdem Geflügel nicht zu umgehen, so ist es ratsam, dasselbe drei Tage lang in einem besonderen Raum abzusondern.

F. Rinderpest.

Eine ausführliche Beschreibung der Kennzeichen der Rinderpest, welche seit nahezu 30 Jahren in Deutschland nicht mehr vorgekommen ist, soll hier nicht gegeben werden. Es genügt, zu bemerken, daß bei Rinderpest Erscheinungen auftreten, die teilweise große Aehnlichkeit mit denjenigen bei Lungenseuche, Milzbrand, Maul- und Klauenseuche, sowie Tollwut haben, bei welchen vorbeschriebenen Seuchen ohnedies von den Tierbesitzern, die solche verdächtige Krankheitserscheinungen wahrnehmen, Anzeige an die Ortspolizeibehörde zu erstatten ist.

Im übrigen ist die Feststellung der Rinderpest Aufgabe der amtlichen Tierärzte.

III.

Für Landwirte besonders wissenswerte gesetzliche Bestimmungen über Viehseuchen.

Die Besitzer von Haustieren sind, wie schon eingangs hervorgehoben, verpflichtet, von dem Ausbruch einer der unten bezeichneten Seuchen unter ihrem Viehstande und von allen verdächtigen Erscheinungen bei demselben, welche den Ausbruch einer solchen Krankheit befürchten lassen, sofort, d. i. längstens binnen 24 Stunden nach erhaltener Kenntnis, der Ortspolizeibehörde (Bürgermeister oder Magistrat) Anzeige zu erstatten.

Diese Verpflichtung hat auch derjenige, welcher an Stelle des Besitzers der Wirtschaft vorsteht, sowie der Begleiter von auf dem Transport befindlichen Tieren, endlich bezüglich der in fremdem Gewahrsam befindlichen Tiere der Besitzer der betreffenden Gehöfte, Stallungen, Koppeln oder Weiden.

Zur gleichen Anzeige sind ferner auch die Tierärzte und alle diejenigen Personen verpflichtet, welche sich gewerbsmäßig mit der Ausübung der Tierheilkunde beschäftigen, ingleichen Fleischbeschauer, sowie diejenigen, welche gewerbsmäßig mit der Beseitigung, Verwertung oder Bearbeitung tierischer Kadaver, oder tierischer Bestandteile sich beschäftigen (z. B. Wasenmeister, Gerber), wenn sie, bevor ein polizeiliches Einschreiten stattgefunden hat, von dem Ausbruch einer der nachbenannten Seuchen oder von Erscheinungen unter dem Viehstande, welche den Verdacht eines Seuchenausbruchs begründen, Kenntnis erhalten.

Die Seuchen, auf welche sich die Anzeigepflicht erstreckt, sind folgende:

1. der Milzbrand, der Rauschbrand und die Wildseuche,
2. die Tollwut,
3. der Rotz (Wurm) der Pferde, Esel, Maultiere und Maulesel,
4. die Maul- und Klauenseuche des Rindviehs, der Schafe, Ziegen und Schweine,
5. die Lungenseuche des Rindviehs,
6. die Pockenseuche der Schafe,
7. die Beschälseuche der Pferde und der Bläschenausschlag der Pferde und des Rindviehs,
8. die Räude der Pferde, Esel, Maultiere, Maulesel und der Schafe,
9. die Schweineseuche, Schweinepest und der Rotlauf der Schweine*),
10. die Geflügel-Cholera*),
11. Rinderpest.**)

---

*) Gemäß besonderer auf Grund des § 10 Abs. II des Viehseuchengesetzes bis auf weiteres getroffener Anordnung des Reichskanzlers. (Reichsgesetzblatt 1898 S. 1039 und 2 sowie 1312.)

**) In Bayern wird der Eintritt der Anzeigepflicht bezüglich

Die Viehbesitzer haben zugleich mit der Anzeige von dem Ausbruche oder dem Verdachte vorstehender Seuchen das betreffende Tier von Orten, an welchen die Gefahr der Ansteckung fremder Tiere besteht, fernzuhalten.

Verboten ist es, Tiere, welche an einer übertragbaren Seuche leiden, aus dem Auslande einzuführen.

Bei einzelnen Seuchen sind außerdem folgende Vorschriften zu beobachten:

A. Bei Milzbrand.

Tiere, welche am Milzbrand erkrankt oder dieser Seuche verdächtig sind, dürfen nicht geschlachtet werden.

Die Vornahme blutiger Operationen an milzbrandkranken oder der Seuche verdächtigen Tieren ist nur approbierten Tierärzten gestattet.

Eine Oeffnung des Kadavers darf ohne polizeiliche Erlaubnis nur von approbierten Tierärzten vorgenommen werden.

Die Kadaver gefallener oder getöteter milzbrandkranker oder der Seuche verdächtiger Tiere müssen sofort unschädlich beseitigt werden.

Die Abhäutung derselben ist verboten.

Das hier bei „Milzbrand" Gesagte gilt auch bei Rauschbrand und Wildseuche.

B. Bei Tollwut.

Hunde oder sonstige Haustiere, welche der Seuche verdächtig sind, müssen von dem Besitzer oder demjenigen, unter dessen Aufsicht sie stehen, sofort getötet oder bis zu polizeilichem Einschreiten in einem sicheren Behältnisse eingesperrt werden.

Vor polizeilichem Einschreiten dürfen bei wutkranken oder der Seuche verdächtigen Tieren keinerlei Heilversuche angestellt werden.

Das Schlachten wutkranker oder der Seuche verdächtiger Tiere und jeder Verkauf oder Verbrauch einzelner Teile, der Milch oder sonstiger Erzeugnisse derselben ist verboten.

---

der Rinderpest nach der Vollzugsbekanntmachung vom 9. Juni 1873 auch in ortsüblicher Weise durch die Ortspolizeibehörde bekannt gemacht. Hienach hat jeder, der zuverlässige Kunde davon erlangt, daß ein Stück Vieh an der Rinderpest krank oder gefallen ist, oder daß auch nur der Verdacht einer solchen Krankheit vorliegt, der Ortspolizeibehörde unverzüglich davon Anzeige zu erstatten.

C. Bei Rotz (Wurm) der Pferde, Esel, Maultiere oder Maulesel.

Die Kadaver gefallener oder getöteter rotzkranker Tiere müssen sofort unschädlich beseitigt werden.

Das Abhäuten derselben ist verboten.

D. Bei Pockenseuche der Schafe.

Außer in dem Falle polizeilicher Anordnung darf eine Pockenimpfung der Schafe nicht vorgenommen werden.

E. Bei Beschälseuche der Pferde und Bläschenausschlag der Pferde und des Rindviehs.

Pferde, welche an der Beschälseuche, und Pferde oder Rindviehstücke, welche an dem Bläschenausschlage der Geschlechtsteile leiden, dürfen von dem Besitzer so lange nicht zur Begattung zugelassen werden, als nicht durch den beamteten Tierarzt die vollständige Heilung und Unverdächtigkeit der Tiere festgestellt ist.

F. Bei Rinderpest.

*) Der Rinderpest verdächtige kranke Tiere dürfen vom Besitzer nicht geschlachtet oder getötet, etwa gefallene Tiere aber nicht verscharrt oder sonst beseitigt werden, ehe die Natur der Krankheit festgestellt ist. Bis dahin sind tote Tiere so aufzubewahren, daß das Hinzukommen von Tieren und Menschen abgehalten wird.

Diese sämtlichen unter obiger Ziffer III aufgeführten Vorschriften sind genau einzuhalten, ohne daß es hiefür einer besonderen behördlichen Anordnung bedarf, weshalb sich jeder Viehbesitzer mit denselben vertraut machen muß.

Abgesehen hievon sind die ergehenden besonderen Anordnungen der zuständigen Polizeibehörden und des beamteten Tierarztes in Bezug auf Seuchenfälle genau zu befolgen.

Die Uebertretung der oben angeführten Vorschriften sowohl, wie der besonderen Anordnungen der zuständigen Polizeibehörden oder des beamteten Tierarztes zieht Geldstrafe bis 150 Mark oder Haftstrafe, die wissentliche Verletzung dieser Anordnungen Gefängnisstrafe bis zu einem Jahre, und wenn infolge solcher Verletzung Vieh

*) In Bayern wird der Eintritt dieser Vorschrift bezüglich der Rinderpest gemäß der Vollzugsbekanntmachung vom 9. Juni 1873 auch in ortsüblicher Weise durch die Ortspolizeibehörde bekannt gemacht.

von der Seuche ergriffen worden ist, Gefängnisstrafe von einem Monat bis zu zwei Jahren, in allen Fällen aber den Verlust der staatlichen Entschädigung für getötete oder gefallene Tiere nach sich.

Was diese staatliche Entschädigung betrifft, so bestehen hierüber folgende Bestimmungen:

IV.

Staatliche Entschädigung.

Eine Entschädigung aus der Staats-(Reichs-)Kasse wird gesetzlich gewährt:

1. für die infolge Milzbrands, Rauschbrands oder Wildseuche gefallenen oder getöteten Rinder und Pferde,
2. für die infolge Rinderpest gefallenen oder auf Anordnung der Behörde getöteten Tiere,
3. für die wegen anderer Seuchen auf polizeiliche Anordnung getöteten oder nach dieser Anordnung gefallenen Tiere,
4. für diejenigen Tiere, welche infolge einer zum Schutze gegen Lungenseuche polizeilich angeordneten Impfung eingehen.

Als Entschädigung soll der gemeine Wert des Tieres, welcher von der hiezu bestimmten, eidlich verpflichteten Kommission (bestehend aus dem beamteten Tierarzt, einem Angehörigen der betreffenden Gemeinde und einem weiteren Sachverständigen) abgeschätzt wird, gewährt werden ohne Rücksicht auf den Minderwert, welchen das Tier dadurch erlitten hat, daß es von der Seuche ergriffen worden ist.

Bei den mit Rotzkrankheit behafteten Tieren hat jedoch die Entschädigung drei Viertel, bei dem mit Lungenseuche behafteten Rindvieh, sowie bei den nach Ausführung einer polizeilichen Schutzimpfung gegen Lungenseuche eingegangenen Tieren, endlich bei den an Milzbrand, Rauschbrand oder Wildseuche gefallenen oder getöteten Rindern und Pferden vier Fünftel des gemeinen Wertes des Tieres zu betragen.

Im übrigen ist bezüglich der Entschädigung bei obigen Seuchen mit Ausnahme der Rinderpest, rücksichtlich welcher das Nähere am Schlusse angeführt ist, folgendes zu bemerken:

Auf die zu leistende Entschädigung werden angerechnet und daher von dieser Entschädigung abgezogen:

1. die aus Privatverträgen zahlbare Versicherungssumme, und zwar bei Rotz zu drei Viertel, bei Lungenseuche, Milzbrand, Rauschbrand und Wildseuche zu vier Fünftel, in allen anderen Fällen zum vollen Betrage,

2. der Wert derjenigen Teile des getöteten Tieres, welche dem Besitzer nach Maßgabe der polizeilichen Anordnung zur Verfügung bleiben.*)

Keine Entschädigung wird gewährt:

a) für Tiere, welche dem Reich, den Einzelstaaten oder zu den landesherrlichen Gestüten gehören;
b) für Tiere, welche der bestehenden Vorschrift zuwider mit der Krankheit behaftet in das Landes- beziehungsweise Reichsgebiet eingeführt sind;
c) für Tiere, bei welchen nach ihrer Einführung in das Landes- bezw. Reichsgebiet innerhalb 14 Tagen der Milzbrand, Rauschbrand oder die Wildseuche — ausgenommen im Grenzverkehr — oder innerhalb 90 Tagen die Rotzkrankheit, oder innerhalb 180 Tagen die Lungenseuche festgestellt wird, wenn nicht der Nachweis erbracht wird, daß die Ansteckung der Tiere erst nach Einführung derselben stattgefunden hat;
d) wenn der Besitzer der Tiere oder der Vorsteher der Wirtschaft, welcher die Tiere angehören, vorsätzlich oder fahrlässig die Anzeige vom Ausbruch der Seuche oder vom Seuchenverdacht unterläßt, oder länger als 24 Stunden nach erhaltener Kenntnis verzögert;
e) ebenso bei vorsätzlicher Anzeige-Unterlassung oder Verzögerung durch Begleiter der auf dem Transporte befindlichen Tiere und seitens der Besitzer des Gehöfts, der Stallung, Koppel oder Weide bei den in fremdem Gewahrsam befindlichen Tieren;
f) wenn der Besitzer eines von den Tieren mit der Seuche behaftet gekauft oder durch ein anderes Rechtsgeschäft unter Lebenden erworben hat und von diesem kranken Zustande beim Erwerbe des Tieres Kenntnis hatte;
g) wenn Tiere, welche bestimmten Verkehrs- oder Nutzungsbeschränkungen oder der Absperrung unterworfen sind, in verbotswidriger Benützung, oder außerhalb der ihnen angewiesenen Räumlichkeit, oder an Orten, zu welchen ihr Zutritt verboten ist, betroffen werden;
h) bei Milzbrand, Rauschbrand und Wildseuche insbesondere, wenn vorsätzlich oder fahrlässigerweise gegen die oben (Seite 34) bei „Milzbrand“

*) Von den getöteten lungenseuchekranken Tieren können jedoch nur die Haut und das Fleisch, mit Ausnahme der Lungen, verwertet werden, während insbesondere die Kadaver von mit Rotzkrankheit, mit dem Milzbrande, dem Rauschbrande, der Wildseuche und der Rinderpest behafteten Tieren vollständig vernichtet werden müssen.

angeführten Verbote gehandelt wird, oder wenn zur Verwendung oder Verwertung des Fleisches der Tiere mit dem Aushauen desselben, bevor die vorschriftsmäßige Fleischbeschau stattgefunden hat, begonnen worden ist; endlich

i) wenn dem Besitzer oder dessen Stellvertreter die Nichtbefolgung oder Uebertretung der polizeilich angeordneten Schutzmaßregeln zur Abwehr der Seuchengefahr zur Last fällt.

Die Gewährung einer Entschädigung *kann* im übrigen — von dem Vorliegen einer sonstigen unheilbaren und unbedingt tödlichen Krankheit abgesehen — *versagt werden* für das in Schlachtviehhöfen oder in öffentlichen Schlachthäusern aufgestellte, auf polizeiliche Anordnung geschlachtete oder getötete Schlachtvieh, sowie für Hunde und Katzen, welche aus Anlaß der Tollwut getötet werden.

Der Verlust des Anspruchs auf Entschädigung für die infolge Rinderpest gefallenen oder getöteten Tiere ist zu erwarten:

1. wenn ein Viehbesitzer die vorgeschriebene Anzeige an die Ortspolizeibehörde vom Ausbruche oder Verdacht der Rinderpest unterläßt,
2. wenn die oben (Seite 35) bei „Rinderpest“ angeführten Vorschriften vom Viehbesitzer übertreten werden,
3. für Vieh, welches innerhalb zehn Tagen nach erfolgter Einfuhr oder nach Eintrieb über die Reichsgrenze an Rinderpest fällt.

Alphabetisches Sachregister.

(Die Ziffern bezeichnen die Seiten.)

Druck von Franz X. Seitz, München.